Reinhardts Gerontologische Reihe
Band 53

Carmen Birkholz

Spiritual Care bei Demenz

Mit 50 Abbildungen und 7 Tabellen

Ernst Reinhardt Verlag München Basel

Carmen Birkholz ist evangelische Dipl.-Theologin, Pfarrerin, Mediatorin und berät und schult mit ihrem „Institut für Lebensbegleitung" in Essen zu den Themen Spiritual und Palliative Care, Trauerbegleitung, Hospiz und Demenz.

Für Karin

Bibliografische Information der Deutschen Nationalbibliothek

Die Deutsche Nationalbibliothek verzeichnet diese Publikation in der Deutschen Nationalbibliografie; detaillierte bibliografische Daten sind im Internet über <http://dnb.d-nb.de> abrufbar.

ISBN 978-3-497-02651-7 (Print)

ISBN 978-3-497-60424-1 (PDF)

ISSN 0939-558X

© 2017 by Ernst Reinhardt, GmbH & Co KG, Verlag, München

Dieses Werk, einschließlich aller seiner Teile, ist urheberrechtlich geschützt. Jede Verwertung außerhalb der engen Grenzen des Urheberrechtsgesetzes ist ohne schriftliche Zustimmung der Ernst Reinhardt GmbH & Co KG, München, unzulässig und strafbar. Das gilt insbesondere für Vervielfältigungen, Übersetzungen in andere Sprachen, Mikroverfilmungen und für die Einspeicherung und Verarbeitung in elektronischen Systemen.

Printed in Germany

Lektorat / Redaktion im Auftrag des Ernst Reinhardt Verlages: Cornelia Fichtl, München

Covermotiv: © Floydine / Fotolia

Fotos der Abbildungen 3.1, 3.2, 4.3, 4.4a/b, 4.5, 4.6, 4.7, 4.8, 4.9, 6.1, 6.2, 6.3, 6.4, 6.5, 6.6, 6.7 a/b, 6.8, 6.9, 6.10, 6.11, 6.12, 6.13, 6.14, 6.15, 6.16, 6.17, 6.18, 6.19, 6.20, 6.21, 6.22, 6.23, 6.24, 6.25, 6.26, 6.27, 6.28, 7.2 im Innenteil: Carmen Birkholz

Satz: Arnold & Domnick, Leipzig

Ernst Reinhardt Verlag, Kemnatenstr. 46, D-80639 München
Net: www.reinhardt-verlag.de E-Mail: info@reinhardt-verlag.de

Inhalt

Vorwort 7

Einleitung 10

1   **Was ist Spiritual Care?** 11

1.1   Religion, Spiritualität, Glaube 13
1.2   Die Geschichte von Spiritual Care von Cicely Saunders bis heute .. 16
1.3   Total Pain 21
1.4   Was ist spiritueller Schmerz? 23
1.5   Wie wird Spiritualität vermittelt? 26
1.6   Spiritual Care für An- und Zugehörige 27

2   **Was sollte man über Demenz wissen?** 32

2.1   Betroffene berichten 32
2.2   Tom Kitwood und der person-zentrierte Ansatz 34
2.3   Die Geschichte einer Krankheit 37
2.4   Andere Sichtweisen auf Demenz 44
2.5   Wichtiges für Spiritual Care mit Menschen mit Demenz 44

3   **Spirituelle Bedürfnisse von Menschen mit Demenz** 48

3.1   Das Wesen spiritueller Bedürfnisse 48
3.2   Verstehen üben, „Sprachen" lernen mit Naomi Feil 56
3.3   Spirituelle Kernbedürfnisse 59
3.4   Tom Kitwood und das Bedürfnis nach Liebe 60

4	**Die spirituelle Sorge um Menschen mit Demenz**	62
4.1	Care Ethik	62
4.2	Basale Stimulation in Spiritual Care	64
4.3	Die spirituelle Begegnung	72
4.4	Ein altbekannter Konflikt in der Betreuung	74
4.5	Achtsamkeit	76
4.6	Spiritual Care und die Selbstsorge der Begleitenden	77
4.7	Yoga mit alten Menschen mit Beeinträchtigungen	81
4.8	Am Anfang war Musik	84
4.9	Das „Ü" macht glücklich	88

5	**Spiritual Care in der Sterbebegleitung**	93

6	**Spiritualität der Religionen**	97
6.1	Jüdische Spiritualität	98
6.2	Christliche Spiritualität	109
6.3	Muslimische Spiritualität	126
6.4	Biografischer, kultureller und musischer Ausdruck von Spiritualität	140

7	**Trauer und Trauerbegleitung in einer Spiritual Care bei Menschen mit Demenz**	150

8	**Kann man Spiritual Care lernen?**	159
8.1	„Jetzt weiß ich, dass das Spiritual Care ist"	159
8.2	Wissenswertes für die Praxis	160
8.3	Organisationen schaffen Raum für Spiritual Care	161

Literatur	165
Sachregister	170
Dank	172

Vorwort

Es sind besondere Lebenssituationen, die tiefe spirituelle Erfahrungen hinterlassen können. Eine solche hatte ich in einer schweren Unfallsituation an einem 3. August. Ich lag verunglückt auf dem Boden, hatte starke Schmerzen, bekam keine Luft mehr und wusste doch, es ist nicht Schlimmes, d. h. Lebensbedrohliches. Es ist für mich immer noch beeindruckend, wie klar mein Geist war, obwohl ich von außen betrachtet sicher einen ganz anderen Eindruck erweckte.

Bevor ich mit einem Hubschrauber in die Unfallklinik geflogen wurde, waren einige Menschen an der Unfallstelle aktiv. Ich habe keine Gesichter vor Augen, aber sehr präsente Eindrücke. An meiner linken Seite kniete ein Mann, der mir immer wieder zusprach: „Du brauchst keine Angst haben, Gott ist bei dir." Seine Stimme war freundlich, bemüht mich zu trösten und durchdringend. Es berührte mich nicht, aber es bedrängte mich auch nicht. Ich dachte: „Du weißt nicht, dass hier eine Theologin liegt; es tut mir nicht weh, aber es berührt mich auch nicht." Ich wundere mich heute noch über die freundliche Distanz, die ich zu ihm empfand. Ich musste mich nicht abgrenzen, nicht wehren gegen diesen etwas missionarischen Trostversuch.

Ebenfalls an meiner linken Seite war der Notarzt. Er sagte wenig, fragte meinen Mann nach meinem Vornamen. Es war wohl wichtig, dass ich nicht in die Bewusstlosigkeit glitt. Jedes Mal, wenn ich kurz davor war, sprach er mich mit Vornamen an. Ich spürte seine starke Verbundenheit mit mir ohne Worte. Er hatte ein Gespür für mich. Dass er immer zum rechten Zeitpunkt meinen Namen sagte, ließ mich im Nachhinein an den Vers aus dem Buch des Propheten Jesaja denken, den ich selber bei vielen Taufen und Beerdigungen gesprochen habe: „Fürchte dich nicht, denn ich habe dich erlöst; ich habe dich bei deinem Namen gerufen, du bist mein!" (Jesaja 43, 1, Lutherbibel 1999, AT, 704)

Diese Momente aus der Unfallsituation hatten und haben für mich eine tiefe spirituelle Bedeutung. Ich habe kein Gesicht des Arztes vor Augen, aber seine präsente, konzentrierte Nähe kann ich noch heute fühlen. Der 3. August ist seitdem wie ein weiterer Geburtstag für mich.

Warum erzähle ich Ihnen meine so persönliche Geschichte? Sie spricht vom Wesen der Spiritualität. Sie geschieht in mir und ist nach außen nicht sichtbar. Man wird das Unfallopfer in mir gesehen haben, das nach Luft rang und vor Schmerzen stöhnte. Es wird niemand wahrgenommen haben, was in meinem

Inneren passierte. Die tiefe Bedeutung, das tiefe Wissen „es ist nichts Schlimmes", die tiefe Berührung der Verbundenheit, die mir Halt gegeben hat, wird niemand beobachtet haben.

Es wird auch niemand wissen, dass mich der hörbare Zuspruch des anderen Mannes, eine Zusage, dass Gott bei mir ist, mich nicht berührte, mir aber auch nicht zu nahegetreten ist.

Niemand weiß etwas von den spirituellen Momenten im Leben eines Menschen, wenn er oder sie nicht davon erzählt, so wie ich es Ihnen jetzt erzähle und damit etwas sehr Intimes preisgebe und lange überlegt habe, ob ich das im Vorwort eines Buches tun soll und möchte.

Ich wage auch zu behaupten, dass mir niemand diese inneren Erfahrungen von Klarheit und Freiheit zugetraut hat, auch sie waren nicht zu sehen. Aber sie waren da und wurden zu einer der wenigen starken spirituellen Erfahrungen meines Lebens, aus der ich das Zutrauen gewinne, auch in zukünftigen existenziellen Krisen, solche Kraft erleben zu können. „Meine Kraft ist in den Schwachen mächtig", sagt Paulus im 2. Korintherbrief (Korintherbrief 12, 9, Lutherbibel 1999, NT, 213). Das ist ein Geheimnis von Spiritualität.

Diese Erfahrung hat in mir das Zutrauen zu uns Menschen gestärkt. Menschen mit Demenz, besonders am Lebensende, können äußerlich sehr hinfällig aussehen. Was in dem Menschen geschieht, was ihn berührt und bewegt, kann ich nicht sagen, es kann vielleicht sensibel erspürt werden, so wie es eine Teilnehmerin in meinem Forschungsprojekt zur Spirituellen Begleitung von Menschen mit Demenz beschreibt:

BEISPIEL | **Begleitung eines Menschen mit Demenz am Lebensende**

„Die Dame hatte die Augen zu, als ich zu ihr ins Zimmer ging. Ich habe mich zu ihr gesetzt und mental versucht, mit ihr Kontakt aufzunehmen. Ich nahm dann eine Hand von ihr in meine und mit der anderen Hand streichelte ich ihr behutsam über die Wangen und ihr Haare. An ihrer Haltung und dem Gesichtsausdruck konnte ich sehen, wie sie sich entspannte.

Nach einiger Zeit machte sie die Augen auf, betrachtete mich und sagte deutlich: „Ich kann nicht mehr", alles andere was sie noch sagte, konnte ich nicht verstehen.

Als ich mich verabschieden wollte, sagte sie auch wieder deutlich: „Bleib noch ein bisschen, ich bin allein". Ich blieb noch eine ganze Zeit bei ihr. Ich hatte den Eindruck sie hat meine Nähe genossen, indem sie sich sichtlich entspannte und in das Kissen sinken ließ." (Logbucheintragung einer Teilnehmer/in des Forschungsprojektes „Spirituelle Begleitung von Menschen mit Demenz im Kontext von Palliative Care im Altenpflegeheim".)

Wilfried Härle (2010) gab seinem Buch „Würde" den Untertitel, „Groß vom Menschen denken". Es gehört für mich zur spirituellen Begleitung von Menschen mit Demenz, bis zum letzten Atemzug groß von ihnen zu denken, ihnen — wie jedem anderen Menschen auch — zuzutrauen, die Herausforderungen des Lebens zu meistern. (Birkholz 2014) Spiritualität kann als eigenes Empfinden und in der Begegnung eine Größe sein, die die Menschen auf ihrem Weg nach innen stärkt.

Sie finden in diesem Buch persönliche Erzählungen, die Sie zum Dialog mit Ihren eigenen Lebenserfahrungen einladen. Sie finden Beispiele aus der Praxis, die Sie an Ihre eigene Begegnung mit Menschen mit Demenz erinnern können. Sie finden Anregungen und Tipps für die Begleitung, aber keine Rezepte.

Es wäre schön, wenn ich Ihr Interesse und Ihre Neugier wecken würde auf das, was das denn sein kann: „Spiritual Care".

Vielleicht gewinnt jetzt die Sorge um die Seele eines Menschen mehr Raum in Ihren alltäglichen Handgriffen, Blicken und Gefühlen. Und Sie erkennen intuitiv in einem Menschen, der in seiner Demenz oft eingeschlossen ist, den Anknüpfungspunkt für eine Begegnung. Diese Begegnung kann die Berührung in der Pflege sein, das Singen eines Liedes, das Spenden eines Segens. Wesentlich sind immer die Offenheit und das Zutrauen zu sich selbst und dem anderen. In der spirituellen Erfahrung gibt es nur Beschenkte — mit und ohne Demenz.

Essen, Juli 2017   Carmen Birkholz

Einleitung

Menschen mit Demenz befinden sich in einer besonderen Lebenssituation. Sie verabschieden sich langsam vom Leben und können auf der seelisch-spirituellen Ebene sehr empfänglich sein. Da sie bei der Erfüllung ihrer Bedürfnisse, auch auf diesen Ebenen, Unterstützung brauchen, ist spirituelle Fürsorge für sie existenziell.

Spiritual Care ist ein Teil von Palliative Care und hospizlicher Haltung, in der Cicely Saunders (1965) eine besondere Art der Weggemeinschaft sieht. Besonders in existenziellen Krisenzeiten, wenn Menschen sich verloren fühlen und in besonderer Weise auf den Beistand von Vertrautem angewiesen sind, kommt sie zum Tragen. Die symbolische Verdichtung dieser Lebenssituation sieht Cicely Saunders in der Erfahrung Jesu im Garten Gethsemane, in der Nacht vor seinem Verrat. Er bat seine Freunde, mit ihm zu wachen und ihm in seiner Not beizustehen. Die Freunde schliefen jedoch immer wieder ein und Jesus durchlebte diese Nacht in einer tiefen Verlassenheit. (Markusevangelium 14, 32 ff., Lutherbibel 1999, NT, 62, Saunders 1965)

Menschen, die mit Demenzerscheinungen leben müssen, sind in einer vergleichbaren Situation. Sie benötigen Begleitung, in allen Lebensbereichen und sind deshalb auf Menschen angewiesen, die ihnen beistehen. Sie ringen um Halt und um ihre Würde als Person in dieser Lebenserfahrung, in der ihnen oft der Boden unter den Füßen entgleitet. Ihre Gefühle führen sie treffsicher durch eine Welt, in der so vieles „ver-rückt" geworden ist und in der sie sich zunehmend weniger orientieren können. Doch ihre Gefühle alleine reichen nicht als Teil ihrer Selbstsorge aus, sondern sie benötigen die Resonanz anderer, die den Ausdruck ihrer Gefühle verstehen; die bereit sind, sich auf ein verändertes Leben mit ihnen einzulassen, neue „Sprachen" zu lernen, um mit ihnen durch eine veränderte Welt auf ihr Lebensende zuzugehen. In einem Leben mit Demenz gibt es nur Betroffene: die alten Menschen, ihre An- und Zugehörigen, Pflegende, Begleitende, Ärzt/innen und viele mehr. Spiritual Care bei Demenz versteht sich so als ein Konzept der Weggemeinschaft bei Sonnenuntergang. Sie ist seelischer Beistand am Lebensende, der nach Wegen gelingender Verbundenheit sucht. Mit ihr lässt sich die Vereinsamung aller Betroffener auflösen, oder zumindest besser aushalten und die hospizliche Haltung des „Leben-bis-zuletzt" kann auch in einer Demenz zur gelebten und geteilten Erfahrung werden.

1 Was ist Spiritual Care?

BEISPIEL

Ein Beispiel für Spiritual Care

Meine Schwiegermutter war in der Weihnachtszeit drei Wochen im Krankenhaus. In ihrem Zimmer hatte sie eine schwer kranke Bettnachbarin, Frau R., eine Dame mit Demenz, die nie Besuch bekam. Ich nahm Kontakt zu ihr auf. Sie konnte kaum sprechen und wurde über eine Sonde ernährt. Wir sprachen über die Augen und über unser Lächeln. Dass sie anscheinend niemanden hatte, tat mir in der Seele weh.
Weihnachten wollte ich ihr etwas schenken: Einen Lebkuchenstern, den ich sichtbar über ihr Bettes hängte und ein Lavendelsäckchen, das sie in die Hand nehmen oder sich auf die Brust legen konnte. Ich fragte sie, ob ich ihre Hand massieren dürfe. Sie lächelte und nickte. Sie schloss die Augen, ein paar Tränen liefen ihre Wange still hinab, dann schlief sie während der Massage ein. Zwei Wochen lang sah ich sie nahezu täglich und fragte sie jedes Mal, ob sie eine Massage möchte. Immer wieder das lächelnde Nicken. Es entstand eine Vertrautheit ohne viele Worte zwischen uns, die ich als spirituell erlebt habe. Der Kontakt über die Augen, der gleich ins Herz ging, heilte für mich den spirituellen Schmerz, den ich in der Verlassenheit der Frau empfunden habe.

Aus dieser Erfahrung heraus habe ich folgenden Segen geschrieben:

„Sei gesegnet in deiner Sehnsucht nach Gott,
der Quelle der Liebe, die deine Haut achtsam berührt,
deine Angst löst, deine Tränen trocknet.
Sei gesegnet in deiner Sehnsucht nach deinem Du,
das dich erkennt, deinen Namen mit Zärtlichkeit spricht,
hört, was du sagst und nach deiner Liebe hungert.
Sei gesegnet in deiner Sehnsucht nach dir selbst;
höre den Klang deiner Stimme,
spüre das Leben in deinem Körper,
nimm den Duft der alten Zeit im Jetzt wahr,

*spüre dein Herz – lebendig und weich.
Sei gesegnet von dem „Ich bin da",
bei dir, wohin du auch gehst,
in Liebe." (Carmen Birkholz)*

Ich habe nicht viel von Frau R. erfahren. Ob unsere Begegnung für sie auch eine spirituelle Dimension hatte, weiß ich nicht. Ich habe die Begegnung mit ihr aus einem menschlichen Impuls gesucht und nicht um Spiritual Care „zu praktizieren". Spiritual Care geschieht, wenn man sich für die Dimensionen des Religiösen und Spirituellen öffnet und ins eigene Leben integriert. Dann wird es eine Dimension und ist keine Technik.

Wenn von Religion und Spiritualität gesprochen wird, meinen nicht alle dasselbe. Es gibt keine eindeutige Definition, auf die sich alle verständigen. Dennoch ist es für ein Team hilfreich und wichtig, sich über verschiedenen Facetten verständigen zu können, wohl wissend, dass es unterschiedliche Aspekte und Positionen gibt.

In ihrem Buch „Spiritualität und Medizin" haben Frick und Roser (2011) Vertreter unterschiedlicher Berufsgruppen zur Definition von Spiritualität zu Wort kommen lassen. So ist für den Palliativmediziner Gian Domenico Borasio Spiritualität das, „was den Menschen mit seinem wahren Selbst verbindet und über sich hinauswachsen lässt." Der evangelische Kirchenrat Peter Bertram sagt: „Spiritualität ist für mich auf der Suche zu sein, nach dem, ‚was mich unbedingt angeht' (Paul Tillich) und dabei den christlichen Gott als Halt und Orientierung zu erleben". Für die Krankenschwester Christine Klingl ist Spiritualität das „Bewusstsein unserer göttlichen Abstammung und der geistigen Aspekte in mir und anderen Menschen. Bewusstsein der Kraft Gottes im Alltag meines Lebens." (Frick/Roser 2011, 301 ff.)

Spiritualität gibt es in allen Religionen, sagt der muslimische Imam Metin Avci: „Für mich bedeutet Spiritualität die geistige Verbindung des Menschen zwischen dieser realen Welt und dem Jenseits, dem allgegenwärtigen Schöpfer Allah. Zugleich ist Spiritualität die Suche des eigenen Ichs nach dem Sinn des Lebens. Ein Mensch ohne Spiritualität ist nicht vorstellbar, da er in den unendlichen Abgrund stürzen und verloren gehen würde. Der Mensch ist vollkommen geschaffen, diese Vollkommenheit kommt jedoch erst mit der Spiritualität zur Geltung. „Alsdann formte Er ihn und blies ihn von seinem Geiste und gab ihm Gehör, Gesicht und Herz". (Sure 32, 9, Khoury 2007, 196)

Diese Autor/innen haben Spiritualität sehr abstrakt „definiert". Andere, wie Kenneth Pargament, sprechen bildhafter davon, was Spiritualität für sie ist: „Ich stelle mir Spiritualität als einen Fluss vor. Ein Fluss, der mal verschlungen, mal gerade verläuft, der breite und schmale Abschnitte hat, während er hoffentlich auf ein größeres Gewässer zufließt. Mein eigener Fluss ist ein Teil vieler anderer Ströme, die mit ihm zusammenfließen und ihn anschwellen lassen. Ich hoffe, dass auch ich zu anderen Flüssen beitrage und sie speise. Wir fließen alle gemeinsam im Strom dahin." (www.iggs-online.org/11.10.16)

Der Dalai Lama, der Bodhisattva (Erleuchteter) des tibetischen Buddhismus, sieht in einer Ethik des Mitgefühls, der Güte und der Zuwendung den Kern von Spiritualität.

Für mich ist der Anker ein Bild für Spiritualität. Die Erfahrung von Momenten der Verankerung in sich selbst und in der Begegnung mit anderen ist wesentlich für Menschen, die „sich verlieren". Die Erfahrung, verankert zu sein, bei Menschen mit Demenz zu unterstützen, ist Kern spiritueller Begleitung.

> Überlegen Sie bitte einmal, welche Erfahrung Sie mit Worten im Kontext von Religion und Spiritualität haben. Welche Worte lösen angenehme Vertrautheit oder auch Abwehr aus?

1.1 Religion, Spiritualität, Glaube

Unter *Religion* versteht man ein gewachsenes System von Überzeugungen und Regeln, die festgelegt sind und in den Rahmen einer konkreten Religion hineingehören. So fußt das Christentum auf dem Glauben an Jesus Christus als Sohn Gottes und Mensch, der den Menschen gleich geworden ist. Jesus war Jude und so hat die christliche Religion ihre Wurzeln in der jüdischen Religion. Das „Erste Testament" (früher Altes Testament) ist die Hebräische Bibel, auf die sich das Judentum und das Christentum beziehen. Das Judentum wartet auf einen Erlöser, den Messias. Für Christ/innen ist Jesus der erwartete Messias. Diese Vorstellung teilen Jüd/innen jedoch nicht. Eine weitere Religion, die sowohl mit dem Judentum als auch mit dem Christentum verbunden ist, ist die Religion des Islam. Die Verbindungsperson aller drei Religionen ist Abraham. Er ist der Stammvater Israels, in dessen Tradition Jüd/innen und Christ/innen stehen. Abraham ist auch der Vater von Ismael, auf den der Islam zurückgeht (1. Mose 16, 1–16, 1. Mose 21, 8–21, Lutherbibel 1999, AT 15 ff.; Sure 14,39, Khoury 2007, 196). Diese drei Religionen werden „Väterreligionen" genannt. Ihre Verbundenheit über den Stammvater Abraham enthält „Geschwisterrivalitäten", ist jedoch auch eine Chance für den Dialog der Religionen und erklärt die Nähe, die einem beim Lesen der Bibel und des Quran auffällt. (Kap. 6)

14 Was ist Spiritual Care?

Die Religionen können unterschiedliche Gruppierungen oder Strömungen haben, die Konfessionen (Bekenntnisse) genannt werden. Im Christentum kennen wir die katholische, evangelische und orthodoxe Konfession. Sie sind Christ/innen, unterscheiden sich aber in einigen theologischen Positionen und ihrer geschichtlichen Entstehung.

Religiös zu sein heißt somit, die Charakteristika und Regeln (Dogmen) einer Religion für sich zu akzeptieren und sich zu der Gemeinschaft zugehörig zu fühlen.

Glaube ist die persönliche Ausprägung eines Menschen innerhalb seiner Religion. Ein Mensch kann sich als gläubige/r Katholik/in verstehen und dennoch z. B. das Dogma der Jungfrauengeburt für sich ablehnen. Das Wort Glaube kann man auf zweierlei Weise verstehen: Zum einen kann Glauben bedeuten, dass man etwas „für wahr" hält. „Ich glaube an die Jungenfrauengeburt" kann somit bedeuten, dass jemand an ein Wunder der Empfängnis ohne die geschlechtliche Verbindung von Maria und Josef „glaubt".

Zum anderen hat Glauben die Bedeutung von Vertrauen. „Ich glaube an Gott" bedeutet in diesem Sinne, dass jemand darauf vertraut, dass es eine Macht gibt, die ihn beschützt, sein Leben gewollt hat und über den Tod hinaus trägt. Diese Macht kann „Gott" genannt werden, aber auch andere Bezeichnungen finden, die von etwas sprechen, was man nicht festhalten und greifen kann, wie z. B. das Heilige, der Ewige, die Lebenskraft. Im Judentum wird daher der Gottesname nicht ausgesprochen.

Glauben ist in diesem Sinne dann kein „Für-Wahr-Halten" von Dingen, die wider die naturwissenschaftlichen Gesetze sind, sondern ein Vertrauen, dass das Leben einen Sinn hat und man sich getragen und eingebunden fühlt in einer Beziehung zu einer höheren Macht. Das Gedicht von Kurt Marti „geburt" (Marti 1974, 5) beschreibt eindrücklich die vorgeburtliche und vorbehaltlose Annahme des Menschen durch „Einen" und der „sagte ja zu meinem Leben".

Nah verwandt mit dem Wort „Glauben" ist die *Frömmigkeit*. Sie wird heute eher noch von älteren Menschen als Wort benutzt und hat zum Teil einen negativen Beigeschmack in dem Wort „frömmeln". Ein älterer Mensch kann für sich dieses Wort aber durchaus positiv sehen und vertraut sein, z. B. mit dem Kindergebet „Lieber Gott, mach mich fromm, dass ich in den Himmel komm". Zur Frömmigkeit können das regelmäßige Tischgebet, der Gang zur Kirche, das Lesen eines religiösen Textes am Morgen und das Abendgebet vor dem Einschlafen gehören. So ist Frömmigkeit die persönliche Ausprägung, der eigene Stil, zu glauben, zu dem ganz persönliche Gebete und Rituale gehören können.

Spiritualität ist ein recht junges Wort und wird vielfach als offener und weiter Begriff verwendet (Zwingmann 2005), unter dem sich sehr verschiedene Überzeugungen, Lebenshaltungen und Rituale versammeln lassen. (Heller/Heller 2014)

Mit Spiritualität kann auch die persönliche Form der eigenen Religiosität gemeint sein. In diesem Sinne wäre sie verwandt mit dem Begriff des Glaubens. Unter Spiritualität kann jedoch auch verstanden werden, dass jemand eine Verbindung spürt, die über ihn hinausgeht, in der Natur, in der Kunst, in der Musik oder auch im Fußballstadion. Spiritualität kann mit einer konkreten Religion verbunden sein, muss es aber nicht.

In einer deutsch-amerikanischen Studie wurden Menschen darum gebeten, in Worte zu fassen, was sie mit Religion und mit Spiritualität verbinden. Dabei entstanden viele verschieden Wortfelder, wie die folgende Darstellung eindrucksvoll zeigt.

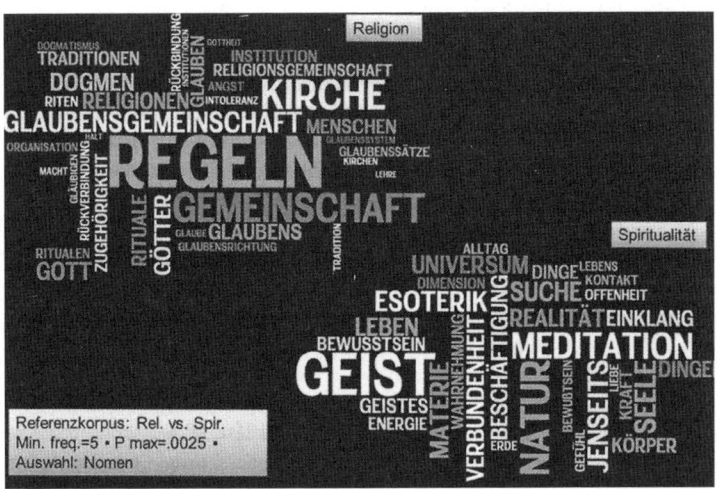

Abb. 1.1: Darstellung der Wortwolken „Religion" und „Spiritualität" (Noth/Kohli-Reichenbach 2014, 91

Vergleichen Sie an dieser Stelle bitte einmal die Wortwolken mit Ihrem eigenen Verständnis von Religion und Spiritualität. Finden Sie sich dort wieder?

Die „Sektion Seelsorge" der Deutsche Gesellschaft für Palliativmedizin (DGP) definiert Spiritualität so: „Unter Spiritualität kann die innere Einstellung, der innere Geist wie auch das persönliche Suchen nach Sinngebung eines Menschen verstanden werden, mit dem er versucht, Erfahrungen des Lebens und insbesondere auch existenziellen Bedrohungen zu begegnen." (www.dgpalliativmedizin. de/images/stories/pdf/fachkompetenz/070709%20Spirituelle%20Begl%20in%20 Pm%20070510.pdf, 17.05.2016)

Diese offene Form der Definition ist gewählt, weil sie sich dem Konzept von Spiritual Care verbunden fühlt. Es zeigt sich in der Praxis jedoch, dass das Wort Spiritualität wenig verwendet wird. Es ist zu technisch und mit allerlei Assoziationen verbunden, die verwirren und Skepsis erzeugen, wie „Spiritismus". Zudem ist es ein Zungenbrecher und für viele nicht leicht auszusprechen. Das Wort möchte eine Offenheit transportieren, findet aber (noch) keinen allgemeinen Zugang in die Praxis der Pflege.

Spiritual Care (spirituelle Sorge) entstand im Kontext von Hospizbewegung und Klinik. Sie ist ein Teil von Palliative Care und trägt die Überzeugung, dass die Sorge um die spirituellen Bedürfnisse von Menschen deren Wohlbefinden fördert und ihnen hilft, die Herausforderungen von Krankheit und Sterben zu bewältigen. Die Gesundheitswissenschaften sprechen dann von Spiritualität als „Copingstrategie" (Bewältigungsstrategie). Vielfältige Untersuchungen vor allem in den USA widmen sich den Fragen, ob Menschen, die eine Bindung an Gott oder eine höhere Macht haben, „leichter" sterben, ob sie weniger Ängste empfinden und mit Schmerzen lindernder umgehen können. Ähnliche Untersuchungen gibt es in Deutschland. Es geht so um den Beitrag von Spiritualität zu einer besseren Lebensqualität in schwierigen, von Krankheit und Tod geprägten Lebensphasen.

Im Kontext von Palliative Care hat man es mit Menschen unterschiedlicher religiöser und kultureller Prägung zu tun, sodass es naheliegt, ein möglichst offenes Verständnis von Spiritual Care zu finden, damit alle sich dort wiederfinden können.

1.2 Die Geschichte von Spiritual Care von Cicely Saunders bis heute

Die *Hospizbewegung* ist eine Bewegung, die christlich geprägt ist. Sie ist zunächst mit christlichem Ethos und von christlichen Träger/innen gestaltet und als Institution geformt worden. Cicely Saunders gilt als die Begründerin der europäischen Hospizbewegung.

Am 22. Juni 1918 in London geboren, wird sie im Laufe ihres Lebens drei Berufe erlernen, sodass sie aufgrund ihrer Persönlichkeit und Ausbildung viele Perspektiven von Palliative Care umsetzen konnte. Ihren ersten Beruf der Krankenschwester kann sie wegen eines Rückenleidens nicht lange ausüben. Sie wird medizinische Sozialarbeiterin und bleibt im Krankhaus tätig. In den 1940er Jahren wendet sie sich bewusst dem christlichen Glauben zu und fortan gehören das Gebet und das Lesen der Bibel zu ihren täglichen Ritualen. 1947 begegnet sie David Tasma, einem jüdischen Polen, der aus dem Warschauer Ghetto geflohen war. Unheilbar an Krebs erkrankt, lernt er Cicely Saunders als Patient kennen. Aus der Patientenbeziehung entwickelte sich eine intensive Freundschaft, die nur etwa zwei Monate dauern konnte. Kurz vor seinem Tod fragte David Tasma sie, ob er sterben müsse. Sie bejaht und er fragt sie, ob sie etwas wirklich Tröstliches für ihn kennen würde; es sollte etwas sein, was aus ihrem Herzen käme. So lernte sie für ihn Psalm 130 über Nacht auswendig.

Psalm 130
¹ Ein Wallfahrtslied.
Aus der Tiefe rufe ich,
HERR, zu dir. /
² Herr, höre meine Stimme!
Lass deine Ohren merken auf die Stimme meines Flehens!
³ Wenn du, HERR, Sünden anrechnen willst –
Herr, wer wird bestehen?
⁴ Denn bei dir ist die Vergebung,
dass man dich fürchte.
⁵ Ich harre des HERRN, meine Seele harret,
und ich hoffe auf sein Wort.
⁶ Meine Seele wartet auf den Herrn
mehr als die Wächter auf den Morgen; mehr als die Wächter auf den Morgen
⁷ hoffe Israel auf den HERRN! Denn bei dem HERRN ist die Gnade und viel Erlösung bei ihm.
⁸ Und er wird Israel erlösen aus allen seinen Sünden. (Lutherbibel 1999, AT, 621)

Als David Tasma starb, hinterließ er ihr 500 Pfund und eine Vision: „Ich werde ein Fenster sein in deinem Haus" sagte er zu dem Vermächtnis. Es wird noch 20 Jahre dauern, bis dieses Haus, das erste Hospiz in Europa, als *St. Christopher's Hospice* in London eröffnet wird.

Cicely Saunders wuchs in ihre Lebensaufgabe hinein. Freiwillig arbeitete sie zusätzlich zu ihrer Anstellung abends weiter im St. Luke's Hospital, einer Einrichtung für Sterbende, die bereits 1893 gegründet wurde. Schmerzbehandlung und -management waren Gebiete, die ihr Interesse fanden. Um auf diesen Gebieten wirklich aktiv wirken zu können, begann sie im Alter von 33 Jahren ein Medizinstudium.

Sie forschte weiter zur Schmerztherapie und immer war für sie deutlich, dass neben der medikamentösen Bekämpfung von Schmerzen die *psychische, soziale und spirituelle Begleitung* wesentlich war. Offen mit Menschen, die tödlich erkrankt waren, zu sprechen, war für sie wichtig. Diese Menschen waren am Ende ihrer Lebensreise angekommen und sie wollte ihnen einen Ort bieten, an dem sie Halt finden und ihre letzten Fragen nach Sinn und Bedeutung ihres Lebens stellen konnten. Die Vision des Hospizes trug ihr Leben und Arbeiten über Jahrzehnte und wurde am 24. Juli 1967 mit dem St. Christopher's Hospice in London Wirklichkeit. Als Direktorin leitete sie das Hospiz bis 1985. Sie starb hier am 14. Mai 2005.

Wesentliche Inspiration waren für sie immer wieder die Begegnungen mit Patientinnen und Patienten. Von ihnen lernte sie, was wesentlich war am Lebensende. So formte sich ihre Vision, einen Ort zu schaffen, an dem sterbende Menschen eine interdisziplinäre Palliative Care erfahren können und der zugleich eine Institution der Forschung und Weiterbildung sein würde. Zur ganzheitlichen Sorge gehörten auch kreative Therapieformen wie Musik- und Kunsttherapie, die Arbeit mit An- und Zugehörigen, das Angebot der Trauerbegleitung nach dem Tod der Patient/innen. Sie selber war eine gläubige Christin, mit der Haltung, dass das Hospiz eine offene Gemeinschaft der Verschiedenen sei. Sie lebte aus der Haltung ihres Glaubens heraus ohne jede Form von missionarischer Aktivität. Cicely Saunders gestaltete ihre Vision mit vielen Mitstreiter/innen zusammen und prägte eine hospizliche Bürgerbewegung, die ganz Europa ergriff.

Sie prägte die Definition von Palliative Care der Gesundheitsorganisation (WHO) in ihrer ersten Fassung von 1990 und der Überarbeitung von 2002. Dort heißt es:

„Palliative Care ist ein Ansatz zur Verbesserung der Lebensqualität von Patient/innen und ihren Familien, die mit einer lebensbedrohlichen Erkrankung konfrontiert sind. Dies geschieht durch Vorbeugung und Linderung von Leiden mittels frühzeitiger Erkennung, hochqualifizierter Beurteilung und Behandlung von Schmerzen und anderen Problemen physischer, psychosozialer und spiritueller Natur." (WHO 2002, www.who.int/cancer/palliative/definition/en/, 07.06.2016)

Spiritual Care war für Cicely Saunders von Anfang an Teil ihrer ganzheitlichen Sorge um kranke Menschen. Dabei war sie „nie Methode, sondern relationales Geschehen, das herausfordert" (Holder-Franz 2012, 89). Das bedeutet, dass sich alle im Palliative-Care-Team auch auf die spirituelle Sorge einlassen, und dass diese jede und jeden auch existenziell berühren kann. Es geht nicht um Technik, sondern um Begegnung, die auch spirituelle Fragen und Dimensionen aufnimmt. Zusätzlich sah Cicely Saunders die Bedeutung von ausgebildeten Seelsorger/innen, die zum Team dazugehörten. Sie brachten durch ihre Ausbildung und Berufserfahrung eine Expertise hinein, die „Laien" nicht haben können. Zudem waren sie gleich zur Stelle, wenn Menschen sich in einer besonders geschützten Form der Schweigepflicht anvertrauen wollten oder religiöse Rituale anfragten.

Spiritualität gehörte zum Leben von Cicely Saunders wie das Wasser zu den Fischen. Sie pflegte ihren christlichen Glauben, sah aber zugleich in vielen pflegerischen alltäglichen Handlungen eine spirituelle Dimension. Spiritualität ist zunächst nichts, was zusätzlich durch bestimmte (geistliche) Personen in den Alltag hineingebracht werden muss, sondern etwas, was dauernd geschieht. So spricht sie wertschätzend im Rahmen der Pflege von den „Sakramenten des Wasserbechers und des Handtuchs; Sakramente, die den Glauben vieler stärken, die mit den liturgischen Sakramenten nur noch wenig anfangen können." (Saunders 1974, 32)

Spiritualität ist somit eine Dimension, die im alltäglichen Tun und in der Begegnung geschieht. Eine Pflegemitarbeiterin beschreibt dies bei der Grundpflege einer Bewohnerin mit einer schweren Demenz:

> **Ein Erfolgserlebnis**
>
> Eine schwer demenzkranke Bewohnerin lässt nur schwer Körperpflege zu: Sie läuft meistens weg und wird sehr unruhig; sie wird dann auch laut und wiederholt meistens auch die gleichen Laute, die ich nicht verstehe. Bevor ich heute zu der Bewohnerin reingehe, versuchte ich mich erst mal zu sammeln bzw. ruhig zu werden und entspannt reinzugehen. Die Bewohnerin nahm das sehr gut an und ließ die Grundpflege zu.
> Durch das (oder mein) beruhigtes Auftreten konnte ich die Bewohnerin in der Grundpflege versorgen. Sie sagte dann auch „Mama" zu mir. Das hat mich sehr berührt und war für mich ein Erfolgserlebnis." (Logbucheintrag einer Teilnehmer/in des Forschungsprojektes „Spirituelle Begleitung von Menschen mit Demenz im Kontext von Palliative Care im Altenpflegeheim".)

Cicely Saunders bekam vielfach Dank von Gästen und Angehörigen des Hospizes für die spirituelle Qualität der Begegnungen, die sie dort erfahren haben.

„Vor nicht allzu langer Zeit wartete ich in unserer Empfangshalle, die unweit von unserer Kapelle ist. Ich sah, wie ein Mann eine Kerze in der Kapelle anzündete. Anschließend kam er auf mich zu und dankte mir für die Hospizarbeit und fügte hinzu. „Meine Frau war hier sehr glücklich." Es ist ein Ort, an dem das „Sakrament des Bechers kalten Wassers und das der Fußwaschung immer wieder praktiziert werden – oft von Menschen, deren Dienst einfach die Pflege ist, ohne erklärte und anerkannte geistliche Bindung. Diese Haltung der gegenseitigen Zuwendung vermittelt allen, dass sie willkommen sind." (Saunders 2003, 67)

In der Begleitung von Menschen mit Demenz sieht Cicely Saunders eine große Herausforderung. „Fortschreitende Demenz bei Menschen, die man liebt, über Jahre hinweg aushalten zu müssen, das ist wohl eine der schlimmsten Arten, ihrem Tod zu begegnen." (Saunders 1984, 48)

Dieser Herausforderung stellt sich jedoch erst mit einem grundsätzlichen Ansatz die Wiener Psychologin und Ärztin Marina Kojer (2009), die als Begründerin der Palliativen Geriatrie gilt. Im Rahmen eines Modellprojektes entwickelte sie ab 1997 ein spezielles Pflege- und Begleitungskonzept. Sie integrierte Validation, Elemente der Basalen Stimulation und Instrumente spezieller Schmerzerfassung in die Pflege von Menschen mit Demenz. Ausgangspunkt ihres Engagements war das Gefühl, dass etwas grundsätzlich nicht stimmte in der Pflege und Begleitung und dass vieles von dem, was man tat, an den betroffenen Menschen vorbeizog. (Kojer 2009, 25 ff.)

Spiritual Care findet sich als Dimension in ihrem Konzept der Palliativen Geriatrie jedoch lange nicht. Erst in einem Interview mit Christian Metz im Jahr 2015 hebt sie die Bedeutung der spirituellen Begleitung hervor. Sie sieht in ihr Gottesdienstqualitäten im Alltag, die in der Beziehung zwischen Menschen mit und ohne Demenz geschehen und die wichtigen Bedürfnisse nach Halt, Schutz und menschlicher Bezogenheit unterstützen. Spiritual Care ist für sie unmittelbare menschliche Zuwendung, die von Herz zu Herz geschieht. (Metz/Kojer 2015)

Nicht als Spiritual Care benannt, sondern als konfessionelle Seelsorge für alte Menschen mit Demenz, entstanden seit den 1990er Jahren Konzepte und konkrete Entwürfe für die christliche seelsorgliche Begleitung durch Andachten und Gottesdienste. Sie sind geprägt von vertrauten Texten, Liedern und Ritualen, kurzen Textbeiträgen und sinnlicher Umsetzung von Leitgedanken. Glaubensäußerungen sollen in ihrer Vertrautheit erscheinen. Symbole und Bilder werden gezeigt und in die Hände gegeben, z. B. durch das Nehmen von Brot, Blumen, Steinen, Blättern oder Krippenfiguren.

Im gemeinschaftlichen Singen und Beten soll man sich in einer Glaubensgemeinschaft aufgehoben und verbunden fühlen. Rituale wie das Abendmahl oder eine Salbung werden in ihrer besonderen Sinnlichkeit entfaltet. (Depping 2008)

1.3 Total Pain

"Sie sind wichtig, weil Sie eben Sie sind.
Sie sind bis zum letzten Augenblick wichtig
und wir werden alles tun,
damit Sie nicht nur in Frieden sterben,
sondern in Würde bis zuletzt leben können."
(Saunders 2006, 137)

Ihr ganzheitlicher Blick auf die Menschen, die ihr anvertraut waren, ließ Cicely Saunders bereits in den 1960er Jahren den Begriff des „Total Pain", des ganzheitlichen Schmerzes prägen und beschreiben. Es gibt den *körperlichen*, den *sozialen*, den *psychischen* und den *spirituellen* Schmerz (Saunders/Baines 1991).

Schmerzen verhindern Lebensqualität und Freude und wenn sie sehr stark sind, erfassen sie das Denken und Fühlen ganz. Sie sind ein Alarmsignal und verweisen auf eine Störung, somit sind sie ein lebenswichtiger Schutz. Menschen mit Demenz empfinden Schmerzen wie jede/r andere auch. Mit einer fortgeschrittenen Demenz sind die Betroffenen zumeist nicht mehr in der Lage, ihre Schmerzen in Worten auszudrücken oder genauer zu beschreiben. Beobachtung ist dann besonders wichtig und jedes Verhalten, dass einer Bezugsperson ungewöhnlich oder anders als sonst erscheint, kann auf Schmerzen hinweisen. Schmerzäußerungen können Unruhe, Rückzug bei Berührung oder allgemein, Appetitlosigkeit oder das Ablehnen von Essen sein. Sie können sich über die Zunahme der Verwirrtheit, über Schreien oder Weinen, Stöhnen und Grimassieren zeigen. Angst, Schlafstörungen und die klassischen Stresssymptome wie Atemveränderung, erhöhter Blutdruck und Muskelspannung, sowie Schweißausbrüche können auf Schmerzen hinweisen. Schmerz, in der Haltung einer Palliative Care, kann nicht nur im Konzept der „Kontrolle" begegnet werden, die vordergründig auf eine medikamentöse Linderung setzt. Die Wahrnehmung und Linderung von Schmerzen braucht Mitgefühl und Empathie. Die Entwicklung einer Sensibilität für die Vielfalt der Schmerzäußerungen und die Nutzung von bereits existierenden Messinstrumenten sind notwendig. (Maier/Mayer 2012, Kunz 2007)

Dabei ist das Trainieren der Wahrnehmung ein komplexer und anspruchsvoller Prozess. Nur ein weiteres Formblatt auszufüllen, hilft nicht. Die Wahrnehmung muss selbstkritisch geschult werden und das *Gespräch im Team* für eine reflektierte Einschätzung zur „Assessment-Routine" werden. Schmerzen gehören zu uns Menschen, der leidende Mensch wird in den Religionen immer wieder gesehen und es werden glaubhafte Wege gesucht, Leiden zu lindern. Dabei geht es nie um den Eifer, Leiden zu eliminieren, sondern es geht um die offene Frage, die das Leiden in den Raum stellt. „Wenn ich Schmerz erleide, dann weiß ich, daß sich eine Frage stellt. (...) Dieser Zweifel gehört ebenso wesentlich zum körperlichen Schmerz wie die Einsamkeit. Schmerz ist ein Zeichen für etwas, das keine Antwort hat; er bezieht sich auf etwas Offenes, auf etwas, das im nächsten Augenblick fragen wird: Was fehlt? Wie lange noch? Warum muß ich, soll ich, kann ich leiden? Warum gibt es ein solches Übel, und warum muß es mich befallen?" (Illich 1975, 106).

Schmerzen wahrzunehmen, ist somit eine Aufforderung, in Beziehung zu treten und im Kontakt mit den Betroffenen mit allen Sinnen wahrzunehmen, „wo der Schuh drückt". Um welche Schmerzen geht es? Welche Frage stellen die Betroffenen und welche Vorstellungen von Lebensqualität haben sie? Wenn ich so offen fragend bei dem ganzen Menschen bin, eröffnet sich das, was Cicely Saunders mit „Total Pain" meinte: die Sicht auf den ganzheitlichen Schmerz, mit seinen seelischen, sozialen (und kulturellen), spirituellen, körperlichen Aspekten und der Schmerz des Abschieds vom eigenen Leben. Das bedeutet für „Total Pain" im palliativen Konzept, dass man neben einer guten medikamentösen Schmerztherapie, Kenntnisse über komplementäre Behandlungsmethoden, wie Aromatherapie, Musiktherapie, Kinästhetik, etc. erwirbt und diese umsetzt.

Es ist in der Begleitung von Menschen mit Demenz besonders wichtig, dass man darum weiß, dass es seelischen, sozialen, kulturellen und spirituellen Schmerz gibt. Der erste Schritt zur Linderung der Schmerzen ist das Wahrnehmen und empathische Anerkennen, denn diese Schmerzen werden gelindert, wenn man sie zulassen, bestätigen und (mit)teilen kann. Dieses sorgsame Wahrnehmen, welche Dimensionen von einem Schmerz betroffen sind, weist den Weg zur Linderung. Häufig wird in pflegerischen Kontexten zu einseitig das Lindern den Ärzt/innen zugeschrieben und nach Medikamenten gefragt. Das ist jedoch nur ein Weg.

Palliative Care lädt ein, den Menschen in seiner Ganzheit zu sehen und den Schmerz der Einsamkeit sozial zu lindern und die Angst, die Unruhe und ein Suchen auslösen kann, mit Vertrautheit, Begleitung, Geborgenheit und Sicherheit zu lindern. Spiritual Care kann hier viele Schmerzen „komplementär" lindern und sich als Dimension durch alle Lebensbereiche ziehen.

1.4 Was ist spiritueller Schmerz?

> **BEISPIEL — Blick in die Praxis**
>
> Ich besuche meine Schwiegermutter im Krankenhaus, die in ihrer Verwirrtheit an diesem Ort viel Unterstützung braucht. Ich gehe über den Flur und höre eine alte Dame immer wieder rufen: „Hallo, Hilfe! Hilft mir denn keiner?" Ihre Tür stand offen und jedes Mal, wenn jemand an der Tür vorbeiging, rief sie: „Hallo, Hilfe! Hilft mir denn keiner?"

Ein spiritueller Schmerz entsteht, wenn Menschen die Verbundenheit zu sich, Anderen und Gott oder einer höheren Wirklichkeit verlieren.

Der Kern des spirituellen Schmerzes ist die Verlorenheit. Konkret kann religiös oder spirituell die Verbindung gekappt werden, wenn Menschen keinen Zugang zu ihren vertrauten Ritualen und Glaubensauffassungen haben. Auf religiöser Ebene ist das der Fall, wenn beispielsweise kein vertrauter Gottesdienstraum wie eine Kirche, Synagoge oder Moschee besucht werden kann; wenn keine Teilnahme an einem vertrauten Gottesdienst oder Ritual möglich ist, wie das Anzünden einer Kerze, das Zusammensein mit einer vertrauten Glaubensgemeinschaft, die sich im Gebet und im Singen verbindet, die Feier eines Abendmahls, die Möglichkeit der rituellen Waschung und der Empfang eines Segens. Ein spiritueller Schmerz kann erfahren werden, wenn ein Mensch mit Demenz spürt, dass er trotz der Teilnahme an Feiern und Ritualen, aus der Gemeinschaft herausgefallen ist.

Wenn Gemeindemitglieder einen Menschen mit Demenz „*komisch*" oder „*auffällig*" finden, eine Distanz spüren und denken: „Sie hat sich aber verändert, sie hat jetzt auch Demenz, sie bekommt das doch so gar nicht mehr mit", und dieses Denken dazu führt, dass sie innerlich auf Distanz zu einem Menschen mit Demenz gehen. Dies kann aus Unsicherheit, aus Unwissenheit oder aus übernommenen (Fehl-)Annahmen über Menschen mit Demenz heraus entstehen. Ein Mensch mit Demenz spürt sehr fein, wie die anderen zu ihm stehen, ob sie sich auf ihn oder sie als Person einlassen oder nicht, ob sie in Echtheit freundlich sind oder abwertend und „unecht" lächeln oder gar ungehalten reagieren. Es ist für sie und ihn sofort spürbar, ob er oder sie in der Gemeinschaft aufgehoben ist oder nicht. Spiritueller Schmerz entsteht, wenn ein Mensch mit Demenz sich nicht mehr in der vertrauten Gemeinschaft beheimatet fühlt, nicht bei den Menschen, den Worten, Gesten und Ritualen oder in den Räumen. Ein Mensch mit Demenz äußert seinen Schmerz auch, indem er oder sie aggressiv reagiert, ängstlich nach einer sicheren und vertrauten Person sucht, die Umgebung verlassen und somit dem Schmerz entfliehen will.

24 Was ist Spiritual Care?

BEISPIEL

Blick in die Praxis

In einem Salbungsgottesdienst saß in der vorletzten Reihe eine Dame, die immer wieder während der Gebete und der Predigt vor sich hin sprach, für alle vernehmbar, doch ohne dass man ihre Worte klar verstehen konnte. Sie schien alleine zu sein. Das Ritual der Salbung fand nach der Predigt an vier Stellen in Nischen der Kirche statt. Kleine Gruppen kamen zu je zwei Personen, die die Salbung anboten. Nicht alle nahmen daran teil. Leise Musik der Orgel begleitete die Salbungen. Im Anschluss an die Salbung stand ich als Pfarrerin am Altar und sprach ein Abschlussgebet. Während dieses Gebetes kam die Dame zu mir nach vorne und schimpfte laut über das, was denn hier los sei. Was wir denn machen würden. Teile ihrer verärgerten Worte und Sätze konnte ich nicht verstehen. Sie war sehr aufgebracht, was für alle gut zu erkennen war. Eine Mitarbeiterin des Gottesdienstteams ging zu der Dame und nahm sie am Arm. Die Dame ließ sich Richtung Ausgang der Kirche führen. Die Mitarbeiterin suchte einen ruhigen Ort im hinteren Teil der Kirche und sprach mit ihr. Sie hielt ihre Hände dabei und ließ die Dame schimpfen. Der Gottesdienst ging in seinem Verlauf weiter, die Orgel setzte ein und ich sah, wie die Mitarbeiterin und die Dame aus einem Gesangbuch das bekannte Kirchenlied mitsangen. Am Ende des Gottesdienstes verabschiedete sich die Dame am Ausgang von mir mit einem Lächeln und wünschte mir einen gesegneten Sonntag.

Dass Menschen mit Demenz sich in Gottesdiensten teilweise fremd fühlen, wenn die Worte zu viel und zu lang sind, die Menschen nicht vertraut und die Rituale neu und ungewohnt sind, lässt sich nicht vermeiden. Ihr spiritueller Schmerz kann dann für sie spürbar und für die Umgebung sichtbar und hörbar sein. Heilsam ist es in dieser Situation, wenn ein Mensch mit Demenz begleitet wird und nicht durch sein Verhalten aus der Gemeinschaft herausfällt. Dafür ist es wichtig, dass alle, die im Gottesdienst sind, ein Verständnis für Menschen mit Demenz entwickeln und die Betreffenden die freundliche Annahme erfahren, die ja das Thema jedes Gottesdienstes ist: Die Liebe Gottes zu den Menschen, der ihnen Raum gibt, so wie sie sind.

Eine jüdische Weisheit kann — in Bezug auf Demenz gedacht — Menschen ohne Demenz eine Anregung geben, darüber nachzudenken, wie wichtig ihr Denken, Fühlen und Handeln ist.

Empfehlung
Achte auf deine Gedanken,
denn sie werden deine Worte.
Achte auf deine Worte,
denn sie werden deine Handlungen.
Achte auf deine Handlungen,
denn sie werden deine Gewohnheiten.
Achte auf deine Gewohnheiten,
denn sie werden dein Charakter.
Achte auf deinen Charakter,
denn er wird dein Schicksal.
(Jüdische Überlieferung aus dem Talmud)

Spiritueller Schmerz hat neben der konkreten Begegnung mit einer religiösen Gemeinschaft auch eine individuelle Ebene. Spiritualität verbindet mich mit mir, den anderen und einer höheren Wirklichkeit, wie ich sie für mich auch immer benenne oder spüre.

Wenn diese Verbindung verloren geht oder gestört ist, empfindet ein Mensch einen spirituellen Schmerz. Der Schmerz äußert sich in den Gefühlen von Einsamkeit, Hoffnungslosigkeit, Sinnlosigkeit und Verlorenheit.

Heilsam kann man diesem Schmerz begegnen, wenn man ihn wahrnimmt und sich auf ihn einlassen kann. Dafür braucht man die eigene Offenheit für eine existenzielle Begegnung mit einem anderen Menschen. Der erste Schritt der Linderung von Schmerzen, und das gilt auch für den spirituellen Schmerz, ist Einfühlung, Empathie. Ich muss bereit sein, Zeit und den inneren Raum zu haben, das Fühlen des Schmerzes auch in mir zuzulassen. Sonst nehme ich ihn nicht angemessen wahr und laufe Gefahr, die schmerzvolle Äußerung als „auffälliges Verhalten" abzuwehren und abzuwerten. In der empathischen, mitfühlenden Begegnung kann ein kurzer Moment der Berührung genügen, um die verlorengegangene Verbindung für den Menschen mit Demenz wieder spürbar werden zu lassen. Das ist der Moment, in dem der spirituelle Schmerz gelindert wird, und das spüren alle Beteiligten. Dieser Moment hat eine spirituelle Dimension in der Begegnung, in der Sinn und Hoffnung durch Verbundenheit wieder spürbar werden können. Die Not des Augenblicks verändert sich:

BEISPIEL

„Spontanenergieaustausch"

Bei einem Besuch mit unserer Bewohnerin Frau V., im Rahmen meines normalen regelmäßigen Visitenrundgangs durch die Wohnbereiche und Bewohnerzimmer, entstand eine längere Begegnung mit ihr.

> Frau V. ist meistens bettlägerig – 95 Jahre alt – und erst seit Anfang des Jahres Bewohnerin. Sie lag im Bett und hatte ihren Blick auf die Zimmerdecke gerichtet. Nachdem ich sie vorsichtig ansprach reagierte sie langsam und ergriff aber sofort meine Hand. Ich konnte diesen Handgriff erst nach einer unendlichen Zeit – ca. 15 Minuten wieder lösen. Die ‚spontane Ergreifung' und die Vehemenz des Festhaltens erzeugten eine starke Energie zwischen Frau V. und mir, die sich immer mehr von der Anspannung zur Entspannung änderte.
> Ich habe sie als sehr einsam in diesem ersten Moment erlebt, aber letztendlich voller Energie und Wärme. Ich war überrascht im ersten Moment. Danach gedanklich beschäftigt, inwieweit ich jetzt ‚Zeit' für Nähe habe. Später dann beglückt von der Wärme und Energie der Begegnung." (Logbucheintrag einer Teilnehmer/in des Forschungsprojektes „Spirituelle Begleitung von Menschen mit Demenz im Kontext von Palliative Care im Altenpflegeheim".)

1.5 Wie wird Spiritualität vermittelt?

Die australische Krankenschwester und anglikanische Pfarrerin Elisabeth MacKinlay (2006) hat viel zur Spiritualität im Alter geforscht; die Ergebnisse sind in Abb. 1.2 dargestellt.

Spirituelle Erfahrung kann somit in allen Lebensbereichen gemacht werden. Sie ist eine Dimension potenziell in allem. Spiritualität ereignet sich als Resonanzerfahrung in sozialen Beziehungen, in den Texten, Liedern, Symbolen und Ritualen der Religionen, in den Symbolen, die die Künste schaffen und in der Begegnung mit der Umwelt als Natur und Kultur.

Das bedeutet, dass man nicht sagen kann, dass ein Gebet, ein Kunstwerk, ein Ritual an sich spirituell ist. Sie können der Spiritualität Raum geben, ihr ein Gefäß anbieten. Ob jemand das Gebet jedoch als spirituelle oder religiöse Erfahrung erlebt, hängt davon ab, ob sich jemand davon berührt fühlt. In der Berührung entsteht eine Beziehung, die man Resonanz nennt; es schwingt etwas und gibt einen Widerhall zwischen den Beteiligten. Menschen sagen dann z. B.: „Das hat mir gutgetan. Das hat mich berührt". Oft gibt es keine Worte für diese Empfindung, in der die aktuelle Situation verwandelt wird. Es ist wie eine Berührung aus einer anderen Welt. Diese Dimension, die den Alltag übersteigt und öffnet, nennt man Transzendenz. Der Himmel wird symbolisch oft als „Ort" für diese Erfahrung genannt und man kann hören: „Dem Himmel sei Dank", „die Oma ist jetzt im Himmel", „da schicke ich ein Stoßgebet zum Himmel", „dich schickt der Himmel."

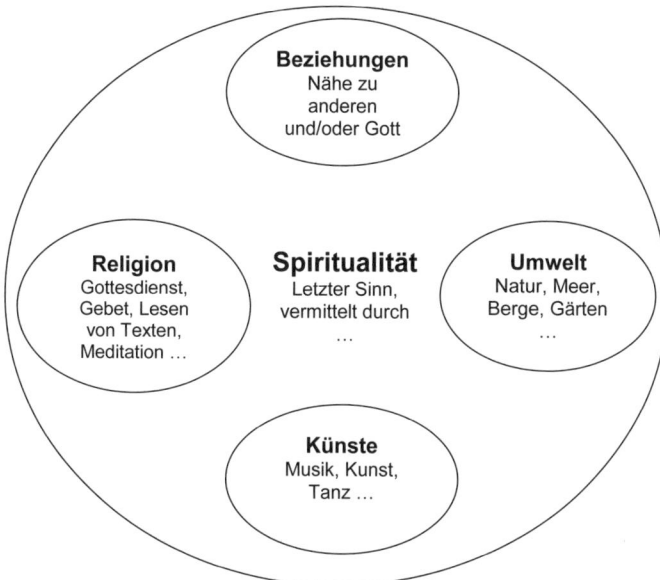

Abb. 1.2: Wege, um die spirituelle Dimension zu vermitteln, nach MacKinlay (2006, 63; Übersetzung Carmen Birkholz)

Der Holzstich „Wanderer am Weltenrand" von Flammarion (1888, 163; http://wwwg.uni-klu.ac.at/kultdoku/kataloge/51/html/3558.htm, 30.6.2017), dem ein mittelalterliches Weltbild zugrunde liegt, kann ein Bild für die Transzendenzerfahrung sein. Der Mensch steckt den Kopf durch den Himmel und sieht für einen Augenblick auf die andere Seite.

1.6 Spiritual Care für An- und Zugehörige

„Denn Nichtlieben ist Tod und Lieben ist Leben."
(Marti 1971, 60)

Eine Spiritual Care, die die An- und Zugehörigen unterstützen möchte, nimmt zum einen ihre Situation wahr und ernst, zum anderen sucht sie nach entlastenden spirituellen Angeboten, für die Lebensreise mit einer Demenz.

Eine Spiritual Care muss sich hier zunächst auch nach dem eigenen Bild und der Haltung zur Demenz befragen. (Kap. 2)

Ist die Haltung eine, die Demenz vorrangig als Lebensveränderung sieht? Eine Veränderung, bei der sich die Rollen in den Beziehungen verändern, ein

28　Was ist Spiritual Care?

hoher Hilfebedarf erforderlich ist und somit zu Beginn und im Laufe der Zeit immer wieder Krisen auftauchen können? Ist es eine Haltung den Betroffenen gegenüber, die in den Veränderungen die Quellen zu neuen Erfahrungen sieht, die das Leben bereichern können? Ist eine Haltung prägend, die die Liebe der Betroffenen sieht und schützen möchte durch emotionale und ganz alltägliche Entlastung; durch die Erfahrung, dass Angehörige in der Beziehung und Solidarität bleiben möchten, dass sie gerne helfen, weil wir Menschen „helfensbedürftig" (Dörner 2012) sind? Viele Angehörigenberichte erzählen von den Herausforderungen und den wesentlichen neuen Lebenserfahrungen, die sie machen, wenn ihre Angehörigen mit einer Demenz leben.

Bitte nehmen Sie sich Zeit, ein Angehörigenbuch zu lesen. Sie werden dort hineingenommen in die differenzierten Erfahrungen und Lernprozesse, von denen Angehörige berichten. Empfehlen möchte ich z. B.: „Der alte König in seinem Exil" von Arno Geiger (2011), „Vergiss mein nicht" von David Sieveking (2012) (auch als Film), „Demenz" von Tilman Jens (2009) und „Ich habe Alzheimer" von Stella Braam (2007) oder „Mit einer Alzheimer-Kranken leben" von Alex Funke (1998).

Meines Erachtens sind Berichte bedeutsam, in denen die schmerzhaften Herausforderungen nicht weggelassen werden, die auch von den neuen, zuweilen humorvollen und bereichernden Erfahrungen erzählen, die in der Begegnung und in der Wahrnehmung des Lebens entstehen. Sie sind wesentlich hilfreicher als Berichte, die Demenz als schwere Belastung schildern, der ein langsames Siechtum folgt, das den Menschen mit Demenz „entleert" und seine Angehörigen erschöpft zurücklässt. Ich bedauere, dass dieses Bild häufig zunächst hervorgeholt wird, wenn es um kirchliche Seelsorge bei Demenz geht. (Pechmann 2011, 35 ff.)

Für eine Spiritual Care ist *Hoffnung als Haltung und Empfindung* zentral, damit sie Menschen in herausfordernden Lebenssituationen unterstützen kann. So kann sich der Blick für Erfahrungen, die auch im eigenen Leben Sinn machen, öffnen.

Demenz ist kein Thema der Familie, sondern der ganzen Gesellschaft. Gesellschaft fängt für Betroffene in ihren Familien, in der Nachbarschaft, beim Arztbesuch, in der Bäckerei und bei der Frisörin an. Der Soziologe und Theologe Reimer Gronemeyer engagiert sich mit vielen anderen für ein besseres Leben mit Demenz in der Kommune. Beispiele guter Praxis werden gefördert und vernetzt. (Rothe/Kreutzner/Gronemeyer 2015)

> **Blick in die Praxis**
>
> Bei der Einweihung einer neuen geriatrischen Abteilung wurde die Geschichte einer Angehörigen als Beispiel guter Praxis vorgestellt: Die Angehörige erzählte, dass sie mit ihrer Mutter gerne spazierengeht und es immer wieder vorkommt, dass ihre Mutter ganz ungefiltert sagt, was sie denkt. Wenn die Mutter z.B. sagt: „Ist der Mann aber dick!" und der betreffende Mann dies hört, ist es der Tochter unangenehm. Sie reicht dem Mann einen kleinen Zettel mit einer Skizze. Dort sieht man die Zeichnung eines Kopfes, der nach oben hin geöffnet ist und aus dem die Person sich scheinbar etwas herausholt. Unter der Skizze steht, dass die Angehörige dement sei und sich daher ungewöhnlich verhalte.

Lassen Sie diese Geschichte auf sich wirken. Was denken und fühlen Sie dabei?

Diese Geste ist ein Versuch, mit dem enthemmten Verhalten, das Menschen in Folge ihrer Demenz zeigen können, sozial umzugehen. Menschen mit Demenz drücken aus, was sie denken, und die antrainierten Kontrollmechanismen stehen nicht mehr zur Verfügung. Angehörige sind oft in einem Dilemma, auf das sie sich nicht vorbereiten konnten.

Für mich ist das genannte Beispiel keine gute Praxis. Sie unterstützt die Stigmatisierung und die Abwertung. Dies geschieht nicht über die Worte, sondern über das Bild, das ja viele Interpretationen offenlässt, was da mit dem Kopf gerade geschieht.

Gute Praxis wäre vielleicht, offen mit diesem Tabu umzugehen, wie es vielen beim berühmten „Kindermund" schmunzelnd gelingt. So könnte man sich an die Mutter mit Demenz wenden und laut sagen: „Na, du trägst das Herz aber auch auf der Zunge! Ob alle das so nett finden?" Oder: „Ich erinnere mich an Zeiten, da hat deine Waage auch mehr angezeigt als heute." Eine Prise Humor könnte der Situation die Spitze nehmen verbunden mit einem offenen Blick zu dem, über den die Bemerkung gemacht wurde.

Spiritual Care für Angehörige muss ihre Not sehen, ihr Ringen um die soziale

Teilhabe ihrer Lieben. Sie muss sich mit der Scham beschäftigen, die viele Angehörige empfinden, wenn das Verhalten enthemmt wirkt, Inkontinenz vielleicht sichtbar wird, beim Essen oder Trinken schon mal etwas danebengeht. Das ist nicht einfach! Scham ist ein Gefühl mit doppeltem Effekt: Sie soll den lieben Menschen in seiner Verwundbarkeit schützen, denn er oder sie kann es nicht steuern. Scham führt aber häufig auch zur Isolation. Angehörige gehen z. T. nicht mehr mit ihr oder ihm in die Eisdiele, in die Kirche, ins Konzert oder zu einer Feier. In diesem Kontext erleben Angehörige viele einsame und ungeteilte Schmerzen.

Sie brauchen eine verstehende Solidarität und dann Angebote, die Beispiele guter Praxis kennenzulernen, die sie übernehmen können und die sie in den alltäglichen Herausforderungen unterstützen. Das heißt auch, dass Spiritual Care sich an dem gesellschaftlichen Lernprozess, gut mit Menschen mit Demenz umzugehen und sie im sozialen Leben zu halten, beteiligen muss. Auf dieser Grundlage würde eine Spiritual Care folgende Aspekte zur Unterstützung der An- und Zugehörigen von Demenz im Blick haben:

- Sich als Gesprächspartner/innen zunächst durch aktives Hören anbieten.
- Dem ausgedrückten Schmerz Raum geben in einer verstehenden und annehmenden Haltung, so dass die Trauer fließen kann.
- Hören, wo die Liebe der Beteiligten schwingt.
- Auf religiöse oder spirituelle Anknüpfungspunkte achten nach den Bereichen, die von Elisabeth MacKinlay (2006) beschrieben sind. (Kap. 1.5)
- Werte, Symbole, Rituale aufgreifen oder anbieten.
- Beziehung und Begleitung anbieten über die Zeit.
- Immer wieder wertschätzen, dass die Beteiligten um eine neue Form des (Zusammen)lebens ringen und ausdrücken, was gut ist.
- Hinweise geben, wodurch Stereotypen oder Verhalten der Zu- und Angehörigen das Leben mit Menschen mit Demenz erschwert wird, wie Korrekturen, Vorführen der Unzulänglichkeiten etc.
- Konkrete Hilfestellungen anbieten: Hinweise auf Netzwerke und Informationen.
- Anregungen geben, die den Beteiligten eine schöne Zeit schenken durch das gemeinsame Singen, in der Sonne sitzen, Essen etc.
- Selbstkritik und Auseinandersetzung mit der eigenen Übernahme von abwertenden Bildern über Demenz; sich selber als Lernende unter Lernenden sehen.
- Aktive Solidarität mit den Betroffenen, die zur Initiative und Beteiligung an gesellschaftlichen Lernprozessen, in Bezug auf ein gutes Leben mit Demenz, führt. (www.aktion-demenz.de)

BEISPIEL

So möchte ich mit meinem Mann auch alt werden

In der Mittagspause gehe ich durch die Grünanlage. Ein älterer Mann sitzt neben seiner Frau im Rollstuhl und singt ein sehr ruhiges, melodisches Lied in Russisch. Er hält dabei ihre Hand und streichelt sie. Ich setze mich nebenan auf die Bank und höre zu. Am Ende des Liedes applaudiert die Frau ihrem Mann und gibt ihm einen Kuss auf die Wange. Ich applaudiere mit.

Der Mann lächelt mich an und sagt zu mir „Wissen sie – meine Frau ist dement und wir können uns kaum noch unterhalten. Sie ist immer sehr unruhig und ich komme jeden Mittag, um zu helfen. Ich versteh sie kaum noch. Aber singen können wir noch immer." Die Frau drückt ihrem Mann die Hand, lächelt mich an und zwinkert mir mit einem Auge zu.

Ich war beeindruckt von dem Mann, mit welcher Liebe er seiner Frau vorsang und wie dankbar er war, einen Zugang zu seiner dementen Frau zu haben. Ich selber – so glaube ich – hab die ganze Zeit über gelächelt, weil ich die Situation als so süß empfand. (Logbucheintrag einer Teilnehmer/in des Forschungsprojektes „Spirituelle Begleitung von Menschen mit Demenz im Kontext von Palliative Care im Altenpflegeheim".)

2 Was sollte man über Demenz wissen?

„Diese Krankheit ist dermaßen stigmatisierend, dass niemand darüber sprechen oder seine Diagnose offenbaren möchte, geschweige denn diese Diagnose hören möchte. Also bemühen wir uns, „normal" zu wirken und so zu tun, als ginge es uns gut. Aber das ist nicht so – man fühlt sich ganz anders als früher. Wir wissen, wie es sich anfühlt, normal zu sein und so fühlen wir uns jetzt beileibe nicht. Und je weiter die Krankheit voranschreitet, desto schwieriger wird es, zu beschreiben, wie wir uns fühlen, unsere Gedanken zu ordnen und die Worte so hervorzubringen, dass man uns versteht. (…) Mein Kopf fühlte sich an wie mit Watte ausgestopft und ich war schnell verwirrt."
(Bryden 2011, 104)

2.1 Betroffene berichten

Christine Bryden weiß, wovon sie spricht. Im Alter von 46 Jahren wurde bei ihr 1995 eine Frontaltemporale Demenz diagnostiziert. Als alleinerziehende, berufstätige Frau brach für sie eine Welt zusammen und sie ging in Folge der Diagnose durch eine schwere Depression. Ein Jahr lang zog sie sich zurück und begann um ihr Leben zu kämpfen. Sie schrieb ein Buch über ihr Erleben mit Demenz und erzählt, was Menschen mit Demenz von ihrer Umwelt brauchen, um lebendig zu bleiben. Sie deckt die vielen Vorurteile über Demenz auf, die Menschen ausgrenzen.

„Die Menschen glauben, wenn wir uns an nichts erinnern, können wir auch nichts begreifen, und weil wir nichts begreifen, ist es in Ordnung sich von uns zu distanzieren. Sie behandeln uns mit Angst und Abscheu. Wir können nicht arbeiten, nicht Auto fahren und nichts zum Wohl der Gesellschaft beitragen. Sie achten genau darauf, ob ich komisch spreche oder mich merkwürdig verhalte, meine Meinung ist nicht mehr gefragt und sie glauben, da ich sowieso nichts begreife, macht es auch nichts wenn sie mich ausgrenzen." (Bryden 2011, 44f.)

Eine Mitbetroffene, Carol Milliken, bringt ihr Empfinden noch drastischer auf dem Punkt: „Am Tag vor der Diagnose waren wir in unseren Beziehungen noch wichtige und enge Partner. Am Tag danach waren wir eine Belastung, wie ein Haustier, wie eine Hypothek oder die Wäsche von gestern." (Bryden 2011, 58)

Christine Bryden wurde aktiv und setze sich für die Rechte und die öffentliche Stimme von Betroffenen ein. 2001 war sie die erste Person mit Demenz, die den Hauptvortrag auf der internationalen ADI (Alzheimer's Disease International) Konferenz in Neuseeland hielt. Es folgten viele Vorträge und Reisen. Richard Taylor (2010), ein US-amerikanischer Professor der Psychologie schrieb ebenfalls als Betroffener ein Buch und ging damit in die Öffentlichkeit. In Deutschland sind vor allem zwei von Demenz Betroffene für ihr Engagement und ihre Bücher bekannt, Helga Rohra (2012) und Christian Zimmermann (2011). Betroffenen ist es wichtig, dass sich das gesellschaftliche Bild von Demenz, das Horrorszenarien kreiert, verändert und sie als Personen weiterhin ernst genommen werden. Ein Leben mit Demenz kann einige Jahre dauern, in denen viel Lebensqualität mit neu entdeckten Lebensmöglichkeiten erfahrbar ist.

Bitte lesen Sie in einem der Bücher der Betroffenen und schreiben Sie auf, was Sie denken, was in der Begleitung von Menschen mit Demenz wichtig ist. Welche Erkenntnisse haben Sie persönlich durch die Lektüre einer betroffenen Person gewonnen?

„Alles was Menschen mit Demenz zu erwarten haben ist ‚Hospiz in Zeitlupe'. Dagegen wehren wir uns. Es gibt ein Leben nach der Diagnose, sowohl für uns als auch für unsere Familien. Eine diskriminierende Lüge lautet, wir seien aufgrund unseres nicht normal funktionierenden Gehirns biologisch minderwertig. Habe ich den Ausdruck ‚biologisch minderwertig' nicht schon einmal gehört? Im Zusammenhang mit den Nazis und dem Holocaust." (Morris, Demenzbetroffener, Soziologieprofessor, Jude, in: Bryden 2011, 59)

2.2 Tom Kitwood und der person-zentrierte Ansatz

Tom Kitwood, ein britischer Sozialpsychologe hat das Konzept der person-zentrierten Pflege entwickelt, sowie das Dementia Care Mapping (DCM) als konkretes Instrument zur Feststellung der Zufriedenheit von Menschen mit Demenz bei verschiedenen Aktivitäten des Alltags.

Er hat beobachtet, was Christine Bryden und andere Betroffene beschreiben und findet entsprechend deutliche Worte für die Ausgrenzung und Entpersonalisierung von Menschen mit Demenz.

Er beschreibt dieses Verhalten als Folge einer „malignen, bösartigen Sozialpsychologie". Das starke Wort „maligne" (= bösartig, Anm. der Verfasserin) bedeutet etwas sehr Verletzendes und steht für ein pflegerisches Umfeld, das das Personsein tief schädigt und möglicherweise sogar das körperliche Wohlbefinden untergräbt. Kitwood schreibt weiter: „Der Begriff ‚maligne' impliziert jedoch keine üblen Absichten seitens der Betreuenden; das meiste ihrer Arbeit wird auf freundliche Art und in guter Absicht getan". (Kitwood 2008, 75). Tom Kitwood hat eine Liste mit 17 verschiedenen Aspekten erstellt, die diese maligne, bösartige Sozialpsychologie beschreiben:

1 *Betrug* (treachery) – Einsatz von Formen der Täuschung, um eine Person abzulenken, zu manipulieren oder zur Mitwirkung zu zwingen.
2 *Zur Machtlosigkeit verurteilen* (disempowerment) – jemandem nicht gestatten, vorhandene Fähigkeiten zu nutzen; die Unterstützung beim Abschluss begonnener Handlungen versagen.
3 *Infantilisieren* (infantilization) – jemanden sehr väterlich bzw. mütterlich autoritär behandeln, etwa wie ein unsensibler Elternteil dies mit einem sehr kleinen Kind tun würde.
4 *Einschüchtern* (intimidation) – durch Drohungen oder körperliche Gewalt bei jemandem Furcht hervorrufen.
5 *Etikettieren* (labelling) – Einsatz einer Kategorie wie Demenz oder „organisch bedingte psychische Erkrankung" als Hauptgrundlage der Interaktion mit der Person und zur Erklärung ihres Verhaltens.
6 *Stigmatisieren* (stigmatization) – jemanden behandeln, als sei er ein verseuchtes Objekt, ein Alien oder Ausgestoßener.
7 *Überholen* (outpacing) – Informationen liefern, Alternativen zur Wahl stellen etc., jedoch für die betreffende Person zu schnell, um zu verstehen; der Betroffene gerät damit unter Druck, Dinge rascher zu tun, als er ertragen kann.

8 *Entwerten* (invalidation) – die subjektive Realität des Erlebens und vor allem die Gefühle einer Person nicht anerkennen.
9 *Verbannen* (banishment) – jemanden fortschicken oder körperlich bzw. seelisch ausschließen.
10 *Zum Objekt erklären* (objectivation) – jemanden behandeln, als sei er ein Klumpen toter Materie, der gestoßen, angehoben, gefüllt, aufgepumpt oder abgelassen werden kann, ohne wirklich auf die Tatsache Bezug zu nehmen, dass es sich um ein einfühlendes Wesen handelt. [...]
11 *Ignorieren* (ignoring) – in jemandes Anwesenheit einfach in einer Unterhaltung oder Handlung fortfahren, als sei der bzw. die Betreffende nicht vorhanden.
12 *Zwang* (imposition) – jemanden zu einer Handlung zwingen und dabei die Wünsche der betroffenen Person beiseiteschieben bzw. ihr Wahlmöglichkeiten verweigern.
13 *Vorenthalten* (withholding) – jemandem eine erbetene Information oder die Befriedigung eines erkennbaren Bedürfnisses verweigern.
14 *Anklagen* (accusation) – jemandem Handlungen oder deren Unterlassen, die sich aus einer fehlenden Fähigkeit oder einem Fehlinterpretieren der Situation ergeben, zum Vorwurf machen.
15 *Unterbrechen* (disruption) – plötzlich oder in störender Weise in die Handlung oder Überlegung von jemandem einbrechen; ein rohes Aufbrechen des Bezugrahmens einer Person.
16 *Lästern* (mockery) – sich über die „merkwürdigen" Handlungen oder Bemerkungen einer Person lustig machen; hänseln, erniedrigen, Witze auf Kosten einer anderen Person machen.
17 *Herabwürdigen* (disparagement) – jemandem sagen, er sei inkompetent, nutzlos, wertlos etc.; Botschaften vermitteln, die der Selbstachtung einer Person schaden. (Kitwood 2008, 75 f.)

Tom Kitwood fragt nach den Bedürfnissen von Menschen mit Demenz und sieht in der Liebe ein allumfassendes Bedürfnis, das die Aspekte von Trost, Bindung, Einbeziehung, Beschäftigung und Identität umfasst. (Kitwood 2008, 121 f.)

Diese Bedürfnisse sind allen Menschen vertraut und wenn man sie von sich selber kennt, findet man leichter einen Zugang zu Menschen mit Demenz. Begegnet man einem Menschen freundlich und positiv, kann er sich sicher und angenommen fühlen und sein Potenzial entfalten. Der Stress, der entsteht, wenn uns jemand unfreundlich und abwertend gegenübertritt, verstärkt bei jedem Menschen Unsicherheit und mindert seine Leistungskraft. Für Menschen mit Demenz wird ihr Leiden unter solchem Stress enorm verstärkt. Daher geht es in der Begegnung um eine freundliche Sozialpsychologie. Sie ermöglicht es

36 Was sollte man über Demenz wissen?

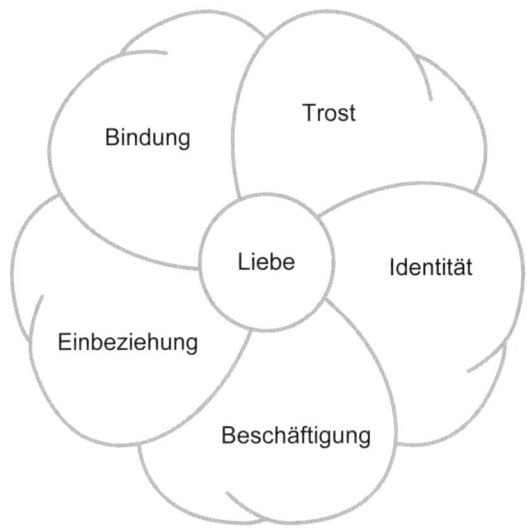

Abb. 2.1: Die wichtigsten psychischen Bedürfnisse von Menschen mit Demenz (Kitwood 2008, 122)

Begleitenden, die Ressourcen und die Lebensmöglichkeiten eines Menschen mit Demenz zu sehen, trotz der Handicaps, die eine Demenz mit sich bringt.

Die Beeinträchtigungen zu kennen und einordnen zu können ist wichtig, damit man in der Begleitung und der spirituellen Sorge die Zugänge zu einem Menschen finden kann, die für ihn hilfreich sind. So kann es zu Beginn einer Demenz Sinn machen, immer wieder die aktuelle Realität anzusprechen und z. B. mit Merkzetteln und Kalendern Verabredungen in Erinnerung zu bringen. Wenn jemand Worte häufig nicht mehr mit Bildern verbindet, macht es Sinn, mit Bildern und Symbolen zu „sprechen".

BEISPIEL

Blick in die Praxis

Ich besuche regelmäßig Frau M. im Pflegeheim. Das Pflegeheim liegt in einem schönen Viertel mit schönen Häusern, Gärten und einem kleinen Wald. Wir gehen dort gerne spazieren. Sie liebt die Natur. Ich rufe immer vor meinem Besuch bei ihr an und mache mich dann auf den Weg. Wenn ich an ihre Tür klopfe und eintrete, freut sie sich jedes Mal über die schöne Überraschung. „Ach, da hast du aber Glück, dass ich da bin. Du kommst immer so überraschend!" Ich habe ihr daraufhin einen Kalender geschenkt und aus einem Foto von uns beiden Sticker machen lassen.

> Wenn ich mich mit ihr verabrede, klebe ich nun unser Foto in ihren Kalender, an dem sie sich täglich orientiert.
> Frau M. hat sich mit einer Dame, die ihr gegenüber wohnt, angefreundet. Die beiden mögen sich sehr und haben sich gefunden. Wenn ich auf den Wohnbereich komme und Frau M. nicht antreffe, frage ich ihre Freundin Frau O. nach ihr. Mit dem Namen kann sie nichts anfangen; erst, wenn ich ihr ein Foto zeige, weiß sie sofort, wen ich meine und strahlt die schöne Verbundenheit der beiden aus.

2.3 Die Geschichte einer Krankheit

Das Wort Demenz kommt aus dem Lateinischen und ist von de-mens = ohne Geist, weg vom Geist abgeleitet. Diese Bezeichnung der Verwirrtheit, die überwiegend im hohen Alter auftritt, ist im Wort schon so negativ besetzt, dass es schwer ist, mit diesem Wort die wertschätzende Haltung betroffenen Menschen gegenüber aufrecht zu erhalten und den Blick nicht auf die Defizite, sondern auf die Möglichkeiten, die sich in, mit und trotz der Veränderungen ergeben können, zu sehen. Die Geschichte der Demenz hat bisher deutlich zu einer gesellschaftlichen negativen Stigmatisierung geführt und die Disziplin, die die Definitionshoheit bekommen hat, die Medizin, sieht überwiegend auf die Defizite, die sie beschreibt und behandelt.

Die Demenz, früher „Altersblödsinn" genannt, wird schon seit Jahrtausenden im Alter wahrgenommen und beschrieben. Zur Krankheit, die Eingang in die Lehrbücher der Psychiatrie und in Diagnoseschlüssel fand, wurde sie jedoch erst in Folge der Untersuchungen eines engagierten jungen Arztes zu Beginn des 20. Jahrhunderts.

Alois Alzheimer beschrieb 1907 die Symptome eines „eigenartigen schweren Erkrankungsprozesses der Hirnrinde" (Maurer/Maurer 1999, 199) im Rahmen der Behandlung von Auguste Deter. Durch Obduktionsbefunde stieß er auf neuropathologischen Veränderungen, die weitgehend noch heute die Grundlage der medizinischen Hypothesen zur sogenannten Alzheimerschen Krankheit bilden.

Alois Alzheimer im Gespräch mit seiner Patientin Auguste Deter:
„26. November 1901
Wie heißen Sie?
Auguste.
Familienname?
Auguste.

Wie heißt Ihr Mann?
Ich glaube August
Ihr Mann?
Ach so, mein Mann ...
Sind Sie verheiratet?
Zu Auguste.
Frau D.?
Ja zu Auguste D." (nach Maurer/Maurer 1999, 9)

Demenz, in ihrer Definition als Krankheit, ist ein Sammelbegriff für verschiedene Symptome, die zusammenkommen müssen, ein sogenanntes Syndrom. Diese Symptome müssen über mindestens sechs Monate beobachtet werden, bevor ärztlicherseits eine Demenz diagnostiziert werden kann. Dieses Demenz-Syndrom ist von der Alzheimer-Demenz zu unterscheiden. Umgangssprachlich wird hier vieles in einen Topf geworfen. Für die Behandlung kann jedoch eine differenzierte Diagnostik wichtig sein. Der Mini-Mental-Status-Test (MMST) wird häufig zur ersten Diagnostik angewandt. Eine vertiefte Einschätzung wird mit der Reisberg-Skala unternommen, die sieben Stadien der Demenz unterscheidet.

Aus medizinischer Perspektive werden über 100 verschiedene Ursachen für Demenzen beschrieben. Wenn es sich um Pseudo- oder Scheindemenz handelt, wie es bei einer Depression vorkommen kann, können die Ursachen behandelt werden und damit die Symptome auch wieder verschwinden. Ebenso können die Symptome einer Demenz durch Flüssigkeits- und Vitaminmangel, eine Schilddrüsenhormonstörung und nach Operationen auftreten. Es ist wichtig, hier die Ursachen zu erforschen, um mögliche heilende Behandlungen nicht zu versäumen.

In der Medizin werden Erkrankungen klassifiziert, um international kommunizieren zu können. Das System, das von der WHO (Weltgesundheitsorganisation) herausgegeben wird, nennt sich ICD (Internationale statistische Klassifikation der Krankheiten und verwandter Gesundheitsprobleme).

Die verschiedenen Formen der Demenzen werden unter ICD-10 beschrieben. Ebenso werden dort die Schweregrade in drei Phasen eingeteilt, leicht, mittelschwer und schwer (Tab. 2.1).

Die Alzheimer-Demenz wird zu den häufigsten Demenzformen gerechnet. In der Literatur findet man immer wieder die Annahme, dass sie auf ca. 60–70% der Betroffenen zutrifft. Die Diagnosestellung ist jedoch schwierig, da man in der Regel erst durch eine Obduktion des Gehirns nach dem Versterben der Menschen, den Abbau im Gehirn genauer beurteilen kann und selbst dann ist die Diagnose unsicher, da Menschen mit starkem Gehirnabbau dennoch zu Lebzeiten

Tab. 2.1: Schweregrade eines Demenzsyndroms in Anlehnung an ICD-10 (Förstl 2011, 7)

Schweregrad	Gedächtnis und andere geistige Leistungen	Alltagsaktivitäten
leicht	Herabgesetztes Lernen neuen Materials, z. B. Verlegen von Gegenständen, Vergessen von Verabredungen und neuer Informationen.	Unabhängiges Leben möglich; komplizierte tägliche Aufgaben oder Freizeitbeschäftigungen können nicht mehr ausgeführt werden.
mittelgradig	Nur gut gelerntes und vertrautes Material wird behalten; neue Informationen werden nur gelegentlich und sehr kurz erinnert; Patienten sind unfähig, grundlegende Informationen darüber, wie, wo sie leben, was sie bis vor kurzem getan haben, oder Namen vertrauter Personen zu erinnern.	Ernste Behinderung unabhängigen Lebens: selbstständiges Einkaufen oder Umgang mit Geld nicht mehr möglich; nur noch einfache häusliche Tätigkeiten möglich.
schwer	Schwerer Gedächtnisverlust und Unfähigkeit, neue Informationen zu behalten; nur Fragmente von früher Gelerntem bleiben erhalten; selbst enge Verwandte werden nicht mehr erkannt.	Fehlen nachvollziehbarer Gedankengänge.

wenig kognitive Störungen zeigten und umgekehrt. Dies wies die sogenannte Nonnenstudie nach, die über viele Jahre 678 US-amerikanische Nonnen untersuchte und nach ihrem Tod auch deren Gehirn untersuchte. (Whitehouse/George 2009, 101 ff.)

Die Alzheimer-Demenz ist gekennzeichnet durch einen degenerativen Abbau von Gehirnzellen. Dieser führt zur Schrumpfung des Gehirns in bestimmten Bereichen, „einem Rückgang an Neurotransmittern, insbesondere an Acetylcholin, und einer Veränderung der synaptischen Verbindung zwischen den Zellen." (Whitehouse/George 2009, 89)

Der langsame Abbau der Gehirnfunktionen führt zu Gedächtnis- und Sprachstörungen und im letzten Stadium sind fast alle körperlichen Funktionen beeinträchtigt. Sie tritt mit zunehmendem Alter immer häufiger auf. Eine nicht unumstrittene Haupthypothese geht auf Alois Alzheimer zurück und sieht in Plaques und Fibrillenbündeln die Ursachen für das Absterben von Neuronen.

„Es gibt keinen einzigen biologischen Marker bei Alzheimer-Patienten, der von Person zu Person konsistent ist." (Whitehouse/George 2009, 107), sondern jeder Mensch reagiert anders. Der Mediziner und Arzt Peter Whitehouse gibt als langjähriger Forscher und praktizierender Neurologe zu bedenken, „dass wir nur eine *wahrscheinliche* Diagnose einer Alzheimer-Demenz liefern können, nachdem wir alle anderen möglichen Ursachen ausgeschlossen haben. (...) Alzheimer-Demenz ist nicht nur eine Diagnose des Ausschlusses, sondern auch ein Etikett, das Patienten mit einem alternden Gehirn ausgrenzt, indem es sie mit einer stigmatisierenden Krankheitsbezeichnung versieht und Seelenqual, Angst und allmählich Resignation in das Leben von Menschen bringt. Jedes Mal, wenn die Diagnose Alzheimer gestellt wird, müssen wir daran denken, dass die ebenso gesellschaftlich destruktiv sein kann wie es wissenschaftlich unsicher ist." (Whitehouse/George 2009, 109) Folgende behandelbare Ursachen müssen vor einer Diagnosestellung ausgeschlossen werden:

- „Schilddrüsen-Unterfunktion oder andere stoffwechselbezogene Gründe,
- Gefäßprobleme wie Schlaganfall,
- Vitamin-Mangelerscheinungen einschließlich Vitamin B12-Mangel,
- Hyperkalzämie,
- Normaldruckhydrozephalus,
- Psychiatrische Erkrankungen wie z.B. Depression und Schizophrenie,
- Schädelhirntrauma,
- strukturelle Gehirnläsionen – Gehirntumore, -verletzungen, oder Blutgerinnsel im Gehirn,
- andere degenerative Zustände beispielsweise Morbus Parkinson,
- simulierte und artifizielle Störungen,
- Dehydration und andere Ursachen für ein Delir
- Infektionen des Gehirns wie HIV, Enzephalitis, Meningitis oder Syphilis,
- chronische Auswirkungen unterschiedlicher Substanzen einschließlich Alkohol und Medikamente." (Whitehouse/George 2009, 108f.)

Neben der Alzheimer-Demenz wird als zweithäufigste die vaskuläre Demenz beschrieben. Sie entsteht z.B. durch Schlaganfälle und kann zu einer abrupten Veränderung der Gehirnleistungen führen. Die Lewy-Körperchen-Demenz schreitet rasch fort und ist durch Halluzinationen und Bewegungsstörungen gekennzeichnet.

Eine Demenzform, die bei recht jungen Menschen zwischen dem 40. und 65. Lebensjahr auftreten kann, ist die Frontotemporale Demenz. Sie zeigt sich weniger im Gedächtnisverlust als durch Verhaltensauffälligkeiten, Enthemmung und Sprachstörungen. (Gerhard 2011, 265f.)

Die Schwierigkeiten der Pathologisierung der Demenz

Die Schwierigkeit der medizinischen Diagnostik und Einteilung in Stadien, über die obige Darstellung hinaus, besteht darin, dass sie ausschließlich nach den Defiziten, die sich zeigen, beurteilt und die Ressourcen, die ein Mensch mit Demenz hat und im Zuge der Demenz auch verstärkt gewinnt, nicht berücksichtigt. Damit muss eine Spiritual Care von ihrem Menschenbild her Schwierigkeiten haben und sie wird andere Blickwinkel auf das Phänomen Demenz als hilfreich sehen.

„Das Herz wird nicht dement", sagen Udo Baer und Gabi Schotte-Lange (Baer/Schotte-Lange 2013) und bringen so die Haltung auf den Punkt, die Menschen mit Demenz gerecht wird, will man ihre Lebensqualität unterstützen.

Die starke Präsenz der medizinischen, defizitorientierten Beurteilung von Demenz hat das gesellschaftliche Bild von alten Menschen, die sich verändern, geprägt. Dies verstärkt zum einen die Angst der Menschen vor einer Demenz, was bis zum Wunsch der Selbsttötung (Suizid) gehen kann, und bringt zum anderen die von Tom Kitwood benannte „maligne" Sozialpsychologie hervor. (Kap. 2.2)

Die jüngste Stellungnahme zur Selbstbestimmung von Menschen mit Demenz des Deutschen Ethikrates bekräftigt, wie wichtig es für einen ethischen Umgang mit Menschen mit Demenz ist, sie ins Leben einzubeziehen und Ausgrenzung zu verhindern. „Die Wahrnehmung der Demenz als Verlust geistiger und körperlicher Kräfte und das damit verbundene Leid der Betroffenen und ihrer Angehörigen stehen dabei im Vordergrund. Umso wichtiger ist es, neuere Erkenntnisse der Wissenschaft und praktische Erfahrungen von Pflegenden und Angehörigen zu würdigen, die einen anderen Zugang zum Thema Demenz eröffnen und den Blick auch auf die Potenziale der Betroffenen richten." (Deutscher Ethikrat 2012, 7)

Aktuelle Praxis ist jedoch, dass der weitaus größte Teil von Forschungsgeldern in die medizinische Forschung zur Diagnostik und pharmakologischen Behandlung fließt — mit ihren geringen Erfolgen seit Jahrzehnten — und nicht in die von nahezu allen Praktiker/innen als wirksam erfahrenen psycho-sozialen Konzepte zur Begleitung von Menschen mit Demenz.

Der niederländische Psychologe und Psychogerontologe Huub Buijssen beschreibt den Prozess des kognitiven Gedächtnisverlustes mit einer anderen „Einteilung", die er auf Engelen und Peters zurückführt (Buijssen 2008, 103 ff.). Engelen und Peters sprechen von drei Phasen:

1 Das bedrohte Ich
2 Das verirrte Ich
3 Das versunkene Ich

Diese Beschreibung setzt nicht bei den Defiziten an, sondern fragt nach dem Erleben der Betroffenen und kann so die Frage stellen, was ihnen hilft. Die niederländische Pflegewissenschaftlerin Cora van der Kooij (2004) folgt dieser Einteilung in ihrem Modell der Mäeutik. Mäeutik bedeutet „Hebammenkunst". Dieser Begriff stammt von dem griechischen Philosophen Sokrates, der davon ausging, dass die Partner/innen im Gespräch, viele Antworten bereits in sich tragen und diese Antworten nur durch Fragen „geboren werden" müssten. Cora van der Kooij nimmt die Idee der sokratischen Geburtshilfe auf und möchte dadurch das (Erfahrungs)Wissen der Pflegenden in Worte fassen. Sie sieht vier Bereiche bei dementierenden Menschen: „Das Bedrohte, das Ver(w)irrte, das Verborgene und das Versunkene Ich" (van der Kooij 2004, 72). Orientiert an dem Gedanken der Unterstützung von Menschen mit Demenz, entwickelte sie Erfassungsbögen, die nach „Verarbeitung, Erlebniswelt und Kontaktmöglichkeiten" fragen und nicht nach einer Aufzählung von Defiziten.

Es kann sich so eine andere Sicht auf den Demenzprozess ergeben, ohne dass die Verluste, die ein Mensch erleidet, geschmälert werden.

Zu Beginn des Gedächtnisverlustes können Betroffene von ihrem Erleben erzählen. Je weiter fortgeschritten der Prozess jedoch ist, sind Selbstaussagen für andere schwerer zu verstehen, sodass es um Mutmaßungen geht, um eine Fremdeinschätzung. Bei jeder Form der Fremdeinschätzung muss man sich je-

Tab. 2.2: Spirituelle Dimensionen der Demenzphasen nach van der Kooij

Phase	Selbsterleben/ Fremderleben	Bedürfnisse (z. T. vermutet)	Selbsthilfe/ Fremdhilfe	Spirituelle Dimension
Das bedrohte Ich	– Wahrnehmung von Gedächtnislücken	– Nicht-wahrhaben-wollen, äußern der Not, Erinnerung wiedererlangen	– Verdrängen, von der Not erzählen	– Trost, Ausdruck des Erlebens in Symbolen und Texten
	– Kontrollverlust (Abhängigkeit)	– Kontrolle	– Merkhilfen, Zettel, Notizen, Fotos	– Bestätigung, Vergewisserung, Halt, Erinnerungshilfen
	– Angst, Not	– Sicherheit	– Abgeben von Überforderung, Verbundenheit	– Beistand, Verbundenheit

Phase	Selbsterleben/ Fremderleben	Bedürfnisse (z.T. vermutet)	Selbsthilfe/ Fremdhilfe	Spirituelle Dimension
Das verirrte Ich	– Zeitreise: Das Vergangene kommt wieder und wird im Jetzt erlebt	– Sicherheit, Geborgenheit, Vertrauen	– Verbinden des Alten mit dem Jetzt, Biografiebezüge, validierende Haltung	– Begleitung in der Zeitreise – alte Bilder, Personen, Lieder
	– Desorientierung im Hier und Jetzt	– Orientierung, emotionale Sicherheit	– Räume, Personen etc. werden identifiziert, „treffsicheres" emotionales Erfassen der Welt	– Texte, Symbole des Suchens und Findens (Bsp: „Der verlorene Sohn" Lukas 15, 11–32)
Das versunkene Ich	– Rückzug aus der äußeren Welt	– Sicherheit, Geborgenheit, Vertrauen	– Überwiegend nun angewiesen auf Fremdhilfe: Zuwendung	– Vertrautheit, Nähe geben, präsent sein
	– Sinnliches Erleben, Bedeutung des Leibgedächtnisses	– Sinnliches Erfassen der Welt	– Basale Stimulation nach Biografie und „Hier und Jetzt", Musik	– Berührung: haltend, segnend; spürbar dasein in innerer Verbundenheit; mit Musik und Tönen, mit der Stimme und Klängen

doch im Klaren darüber sein, dass sie eine Vermutung ausdrückt über etwas, das sie nicht „wissen" kann. Die (Fach)Literatur ist voll von Behauptungen, die ein Bild der Demenz aufgrund von Vermutungen zeichnen. So wurde vieles, was als „demenzkrank" gilt, aus einer Zuschreibung gewonnen, die die Wahrnehmungen und Bewertungen von anderen spiegeln.

In Tabelle 2.2 beschreibe ich den Zusammenhang – ohne Anspruch auf Vollständigkeit – zwischen Erleben, den Bedürfnissen, die sich daraus ergeben können und den möglichen spirituellen Dimensionen, die einen Anknüpfungspunkt für Spiritual Care bieten.

Tabelle 2.2 macht deutlich, wie die Lebensbereiche immer mehr ineinanderfließen und immer „basaler", wesentlicher werden. So fokussiert sich auch Spiritual Care auf eine Stärkung der Grundbedürfnisse. Religiöse Texte und Rituale sind angefüllt mit den Themen der Grundbedürfnisse, denn die Themen von Selbstvergewisserung, Zugehörigkeit und Zukunft (Hoffnung) sind ihre Kernthemen. (Kap. 3, Kap. 4)

2.4 Andere Sichtweisen auf Demenz

Vornehmlich aus den Sozialwissenschaften, aber auch innerhalb der Medizin wird die Stigmatisierung, die durch die Geschichte der „Krankheit Demenz" hervorgerufen wurde, thematisiert und man sucht nach anderen Beschreibungen und Bezeichnungen für das Phänomen der Hirnalterung (Whitehouse/George 2009). Klaus Dörner benennt eine „neue menschliche Seinsweise" (Dörner 2012, 14) und Thomas Klie sieht eine „Ausdrucksform des vulnerablen Alters und eines Wegs aus dem Leben" (Klie 2014, 11). Reimer Gronemeyer sagt grundsätzlich, dass Demenz keine Krankheit ist (Gronemeyer 2013) und er meint, sie sei eine „spirituelle Opposition". (Gronemeyer 2015)

Die verschiedenen Interpretationen und Konzepte von Demenz spiegeln das Menschenbild, das hinter der jeweiligen Disziplin oder Haltung steht. „Je nachdem, welche Aspekte am Menschen wir besonders hervorheben und welche wir ausblenden, wird sich unsere Wahrnehmungsfähigkeit dafür entweder schärfen oder aber vermindern." (Schmidt 1992, 96)

Das Menschenbild der verschiedenen Religionen oder einer spirituellen Haltung kann den Menschen nicht auf seine kognitiven Fähigkeiten beschränken, damit würden sie gegen ihre wesentlichen ethischen Grundsätze verstoßen. Eine Spiritual Care wird daher die Sorge bewegen, dass der Mensch dem Menschen immer ein Mensch bleibt und darin seine Würde aufrechterhält und schützt.

2.5 Wichtiges für Spiritual Care mit Menschen mit Demenz

Für Spiritual Care – und für die wertschätzende Begegnung generell – spielt die Art der Demenz nicht die entscheidende Rolle, sondern das wertschätzende Verstehen des Demenzerlebens. Es geht ja darum, mit einem Menschen in

Beziehung zu treten, einen Kontakt, eine Verbundenheit zu entwickeln. Eine offene und achtungsvolle Haltung dem Menschen gegenüber ist entscheidend für eine spirituelle Begegnung und die Unterstützung eines von Demenz betroffenen Menschen. Dafür reicht meistens die Kenntnis der zwei Demenzgesetze, die Huub Buijssen (2013) formuliert hat.

Das *erste Gesetz* besagt Folgendes: Bei einem Menschen mit Demenz kann das Gehirn Informationen kaum noch vom Kurzzeitgedächtnis ins Langzeitgedächtnis speichern. Daher ist alles etwa 30 Sekunden präsent und dann vergessen. So kommt es, dass Menschen mit Demenz die Dinge, die sie emotional beschäftigen, immer und immer wieder erzählen und ausdrücken. Dies erklärt auch, warum sie sich nicht erinnern, dass gerade ihre Tochter zu Besuch war, sie gefrühstückt haben oder mit einer Gruppe im Zoo gewesen sind. Es gibt zwei Ausnahmen zum ersten Demenzgesetz: Zum einen merken sich Menschen mit Demenz Ereignisse, die von starker emotionaler Bedeutung für sie sind. So kann sich jemand an den Besuch des Heimatortes oder an ein schönes Fest oder an den Tod einer nahestehenden Freundin erinnern. Zum anderen können sich Menschen mit Demenz an die Ereignisse erinnern, die über eine längere Zeit regelmäßig geschehen. Das kann der regelmäßige Besuch einer Tagespflege sein, die Regelmäßigkeiten der Tagesstruktur in einer Pflegeeinrichtung, das regelmäßige Vorbeilaufen des Briefträgers vor dem Fenster.

Das *zweite Demenzgesetz* wird bei fortgeschrittener Demenz relevant. Es besagt, dass Menschen die jüngst zurückliegenden Ereignisse und erworbenen Fähigkeiten zuerst verlieren und die sehr alten Erinnerungen lange erhalten bleiben. So kann jemand z. B. Schwierigkeiten bekommen mit der Fernbedienung und kommt nicht mehr zurecht mit den in Kliniken häufig vorzufindenden multifunktionalen Steuerungen, mit denen das Telefon, das Licht und ggf. noch das Verstellen des Bettes bewerkstelligt werden kann. Alte Fertigkeiten, wie das Schnitzen einer Figur aus Holz, das Drehen von Schrauben oder das Kartoffelschälen können sehr lange erhalten bleiben. Das Gedächtnis ist gleichsam ein Buch, das die Seiten von hinten nach vorne blättert. (Buijssen 2013, 26 f.)

Wenn man die Demenzgesetze von Huub Buijssen verinnerlicht, machen sie das Leben mit Menschen mit Demenz einfacher und sie können ein wichtiger Schlüssel für das eigene Verhalten sein.

Wenn ich verstanden habe, dass jemand sich nur 30 Sekunden etwas merken kann, lerne ich, dass ein Leben mit Demenz bedeutet, im Augenblick zu leben. Es kann einem dann leichter fallen, mit Geduld und Freundlichkeit immer wieder auf dieselbe Frage zu antworten. Die Freude und auch der Schmerz, die in einem Augenblick erlebt wurden, sind echt und real und werden nicht geschmälert dadurch, dass sie kurze Zeit später vergessen sind.

In der Regel erleben wir es als kränkend, wenn sich jemand nicht an uns erinnert oder nicht mehr weiß, dass wir da waren und der Blumenstrauß auf dem Tisch ein Geschenk von uns ist. Es ist ein Prozess des Herzens, das innere Bemühen der Begleitenden, zu verstehen, wie die Veränderungen der Gehirnleistung sich auswirken und anfühlen. Es geht darum, zu lernen, dass Demenz *so ist*, um dies nicht als Kränkung zu erfahren. Wichtig für Spiritual Care ist nun:

- Die Einschränkungen, die mit einer Demenz verbunden sein können, wahrzunehmen, um einen Menschen nicht zu überfordern. Überforderung schafft Stress und verhindert eine vertrauensvolle Beziehung, die zu einer Erfahrung innerer Verbundenheit führen kann. Ebenso darf die Umgebung nicht stressen, denn auch dann ist es nur natürlich, dass ein Mensch mit Demenz „außer sich gerät" und mit Angst, Aggression oder Zurückgezogenheit versucht, sich zu retten.
- Zu wissen, dass die Fähigkeit, mit den Gefühlen die aktuelle Situation zu erfassen, bei Menschen mit Demenz zunimmt und sie oft an Feinfühligkeit gewinnen. Sie können für Begleitende ein Spiegel sein, der herausfordert, in der Begegnung authentisch zu sein. Versuche ich dem anderen etwas vorzuspielen, kann es geschehen, dass ein Mensch mit Demenz, das Spiel entlarvt.
- Einem Menschen auf zugewandte Weise zu begegnen, von vorne, auf der gleichen Höhe, mit einem Lächeln und Freundlichkeit in der Stimme. Das „Wie" trägt die Botschaft, nicht so sehr der Inhalt.
- Spiritualität in ihrer Sinnlichkeit zu entfalten, z.B. in der Berührung durch die Hände, durch ein Bild, eine Blume, eine Musik. Alles, was Gefühle trägt, spricht die Sprache von Menschen mit Demenz.

Menschen haben unterschiedliche Biografien und somit auch unterschiedliche spirituelle Erfahrungen. Sie schätzen diese auch unterschiedlich für sich ein. Christine Bryden kann sagen:

„Angesichts nachlassender kognitiver Fähigkeiten und zunehmender emotionaler Sensibilität bestimmt die Spiritualität immer mehr unsere Identität. (...) Sie können uns helfen unserem Leben wieder einen Sinn zu geben, indem Sie herausfinden, welche Aktivitäten uns helfen, die weltliche Schwierigkeiten die das alltägliche Leben mit einem zerstörten Gehirn mit sich bringt, zu meistern und zu überwinden. (...) Spiritualität ist jedoch nicht dasselbe wie Religion. Spiritualität ist alles, was unserem Leben Sinn und Richtung gibt, und das kann auch die Kunst, die Natur oder die Musik sein." (Bryden 2011, 158f.)

Richard Taylor (2010) beschreibt eindrücklich und fast zynisch, wie Spiritualität auch mechanisch angeboten werden kann und der Blick für individuelle Bedürfnisse und der Respekt für die Möglichkeiten des Verstehens in der Demenz verloren gehen können:

„Ich habe mehrere Pflegeeinrichtungen für Alzheimer-Kranke besucht und alle bieten Sonntagsgottesdienste an. (…) Die ‚Bewohner' werden ermuntert, aus ihren Zimmern in den Gemeinschaftsraum zu kommen und werden dorthin geführt und gefahren. Sie singen ein paar geistliche Lieder, meist begleitet vom Chor einer örtlichen Kirchengemeinde, hören sich eine Bibellesung an und lassen eine 5- bis 15-minütige Betrachtung eines religiösen Themas über sich ergehen, worauf sie sich zum Mittagessen in den Speisesaal begeben. In manchen Einrichtungen werden die Bewohner ermuntert, sich ins Freie zu setzten und das Wetter, die Sonne, den Tag und den Augenblick zu genießen. (…) Ich werde oft gefragt, ob sich mein spirituelles Leben intensiviert hat, seit meine Alzheimer-Krankheit diagnostiziert wurde, ob ich seither einen besseren Zugang zu meiner Spiritualität habe. Rücke ich meiner Seele näher, während sich mein Kopf von Erinnerungen entleert? Rücke ich Gott näher? Fühle ich mich stärker mit den Kräften des Lebens verbunden, die in mir und meiner Umgebung vorhanden sind? Bislang kann ich ehrlicherweise nur berichten, dass ich keine neuen spirituellen Erkenntnisse gewonnen habe, weder über die Schöpfung, noch über den Schöpfer, noch über mich. Ich fühle mich nicht näher, nicht entfernter, nicht mehr oder weniger verbunden – Punktum!" (Taylor 2010, 166f.)

3 Spirituelle Bedürfnisse von Menschen mit Demenz

Was sind Bedürfnisse? Ein Bedürfnis entsteht, wenn ich spüre, dass mir etwas fehlt. So kann man unter einem Bedürfnis den erlebten Mangel von etwas verstehen und den damit verbundenen Wunsch, diesen Mangel zu beheben.

Bedürfnisse weisen uns auf etwas hin, was wir zum Leben brauchen. Sie sichern unser Überleben, wie die Grundbedürfnisse nach Essen und Trinken, nach Liebe und Schutz. Die Entfaltung unseres Lebens wird geleitet von Wünschen, Sehnsüchten und Bedürfnissen.

Die Kehrseite ist ein Mangel, der uns ein Bedürfnis oft schmerzhaft spüren lässt. So stehen der *Ausdruck* eines Bedürfnisses und die kreative *Suche* nach Möglichkeiten, das Bedürfnis zu stillen, auch im Zusammenhang mit dem zuvor beschriebenen Total Pain (Kap. 1.3). Schmerzen, in unserem Zusammenhang spirituelle Schmerzen, werden spürbar, wenn ein Mangel eintritt. *„Ich möchte, ich brauche, ich sehne mich nach …"* sind positiv formulierte Sätze, hinter denen ein Bedürfnis steckt. Im Abwehren von etwas, was Schmerzen bereitet, kann man sagen: *„Ich will nicht mehr; lasst mich, ich halte das nicht mehr aus …"*.

3.1 Das Wesen spiritueller Bedürfnisse

Konkrete spirituelle Bedürfnisse

Spirituelle Bedürfnisse sind nach der Definition von spirituellem Schmerz (Kap. 1.3) solche, die ein Bedürfnis nach Verbundenheit und dem Überschreiten von Grenzen ausdrücken. Spirituelle Bedürfnisse können zwei Ebenen haben.

Die erste Ebene ist eine konkrete, die zweite eine unkonkret-symbolische. Zunächst die konkrete Ebene: Hier kann jemand direkt den Wunsch nach einem Gebet, nach der Teilnahme an einem Gottesdienst, dem Besuch des Imams, des Rabbis oder der Pfarrerin, nach einem Konzertbesuch oder einem Naturerlebnis äußern. Diesen Bedürfnissen wird zuhause, in der Klinik oder im Pflegeheim durch konkrete Angebote entgegengekommen. Zu öffentlichen Gottesdiensten für

Menschen mit und ohne Demenz wird eingeladen, ein Aushang der Klinik- oder Altenheimseelsorge weist auf die zuständigen Personen hin, mit dem Angebot, auf Anfrage einen Besuch zu bekommen. Religiöse Bedürfnisse können konkret auch eine Jenseitsperspektive haben. *„Ach, wenn Gott mich doch endlich holen würde."*

Auch die symbolische Ebene des spirituell und religiös Vertrauten kann konkret sein, wie der Wunsch, eine Bibel oder ein Gesangbuch bei sich zu haben oder das Zimmer mit mit Ikonen oder anderen religiösen Bildern, einer Osterkerze, einem Gebetsteppich, einer Menora, dem jüdischen siebenarmigen Leuchter, einem Engel oder einer Buddha-Figur oder auch Fotos von Reisen, Blumen, Gedichten und Bildern zu schmücken.

Diese konkreten spirituellen und religiösen Symbole lassen sich relativ leicht erkennen und auf ein Bedürfnis schließen. Menschen umgeben sich zuhause damit oder sie werden von den Angehörigen mit in eine Pflegeeinrichtung gebracht. Spirituelle Gewohnheiten und Symbole lassen sich so recht leicht im Rahmen der in der Alten- und Krankenpflege üblichen Biografiearbeit erfragen.

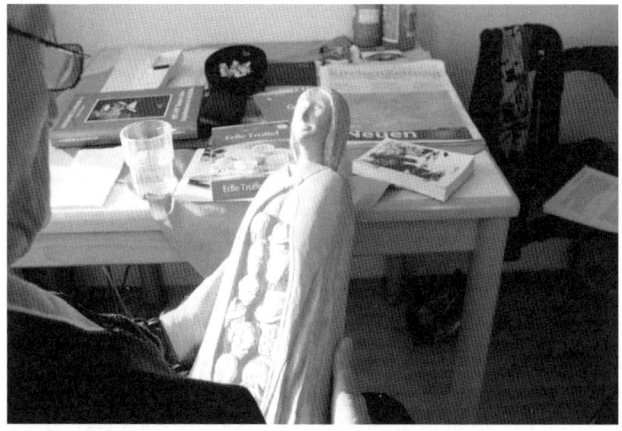

Abb. 3.1: Die Schutzmantelmuttergottes in den Händen des Schnitzers

Um zu erfahren, welche spirituellen Bedürfnisse ein Mensch hat, müssen wir ins Gespräch kommen

Je unbefangener ein Gespräch über ein so persönliches Thema wie Spiritualität ist, umso besser. Und, um Ihnen dazu Mut zu machen, lege ich Ihnen die Weisheit der jüdischen Lyrikerin Mascha Kaléko (1999c, 154): „Herz contra Hirn" ans Herz. Vertrauen Sie Ihrer Intuition, den Impulsen, die Sie in diesem Moment haben.

50 Spirituelle Bedürfnisse von Menschen mit Demenz

Aus den folgenden Fragen können Sie Anregungen für Gespräche schöpfen. Die Fragen können auch für An- und Zugehörigen hilfreich für die eigene Lebensreflektion sein.

Ist eine Demenz weiter fortgeschritten, können Sie die Fragen natürlich so nicht stellen, aber Sie können sich von ihnen innerlich in Ihren Beobachtungen leiten lassen. Kognitiv werden sie vielleicht nicht mehr verstanden oder die Antworten fallen schwer, aber die Themen können sich symbolisch zeigen. Wenn Sie z. B. Angst bei jemandem wahrnehmen, der oder die nicht sagen kann, was Angst macht, können Sie sich über die Fragen auf die Suche machen nach konkreten Dingen und Menschen, die Geborgenheit und Wohlbefinden vermitteln.

1 Grundfragen, die offen sind, damit Sie den Rahmen von möglichen spirituellen Entdeckungen nicht eingrenzen:

- Woran haben Sie Freude?
- Was hilft Ihnen, wenn Sie traurig sind?
- Welche Werte sind für Sie von Bedeutung?
- Welche Sinne sind für Sie besonders wichtig? Das Hören, Sehen, Fühlen, Schmecken, Riechen?
- Wann fühlen Sie sich nützlich? Was möchte Sie anderen gerne geben?

2 Beziehungsebene

- Sind Sie gerne alleine und machen wichtige Dinge mit sich selber ab?
- Welche Menschen tun Ihnen gut?
- Was tun Sie gerne mit diesen Menschen?
- Wen hätten Sie gerne an Ihrer Seite, wenn Sie traurig sind?
- Wie kann, wie können diese Menschen Ihnen dann etwas Gutes tun?
- Wer fehlt Ihnen? Wen vermissen Sie?

3 Umweltebene

- An welchen Orten halten Sie sich gerne auf?
- An welche (Urlaubs-)Erinnerungen denken Sie gerne?
- Lieben Sie die Natur? Wo sind Sie dann am liebsten?
- Was würden Sie dort am liebsten tun?
- Mit wem wären Sie dort am liebsten?
- Wo würden Sie gerne sein, wenn Ihr Leben zu Ende geht?

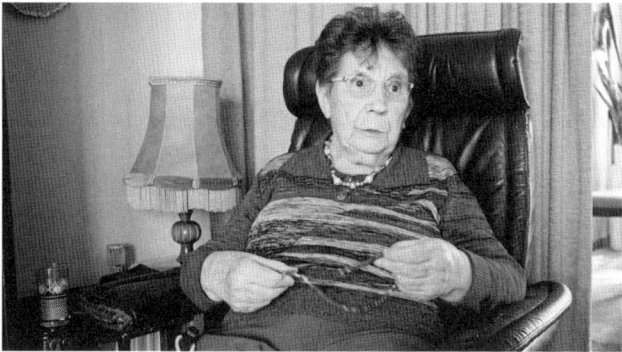

Abb. 3.2: Der allerwichtigste Platz im Haus ist Helmys Sessel.

4 Musische Ebene

- Wobei können Sie am besten Ihre Seele baumeln lassen?
- Welche Hobbies haben Sie erfüllt und Freude gemacht?
- Welche Bedeutung hat Musik für Sie?
- Welche Bedeutung haben Bilder für Sie?
- Welche Bedeutung haben Gedichte und Bücher für Sie?
- Hätten Sie gerne Kunst hier bei sich?

5 Religiöse Ebene

- Sind Sie ein religiöser oder spiritueller Mensch?

Wenn Sie ein „Ja" hören, könnten Sie sich von folgenden Fragen leiten lassen:

- Gehören Sie einer Religions- bzw. Glaubensgemeinschaft oder Kirche an?
- Welche Bedeutung hat dies für Sie?
- Was wäre in Ihrer Situation jetzt wichtig und wünschenswert für Sie?
- Macht Ihre Situation irgendeinen Sinn für Sie? Wie ordnen Sie ein, was Ihnen z. Z. widerfährt, was Sie erleben?
- Gibt es religiöse Elemente, die für Sie in der Vergangenheit hilfreich waren?
- Würden Sie jetzt in Ihrer Situation gerne auf Religiöses zurückgreifen?
- Was wäre das?
- Gibt es Rituale, Symbole, Texte, die dafür jetzt richtig wären?
- Gibt es einen Menschen, mit dem Sie gerne Ihre Situation und Ihre Gedanken teilen möchten?

- Wer könnte über Ihren Glauben mit Ihnen sprechen oder Ihnen etwas Gutes tun?

Wenn Sie ein „Nein" hören, könnten Sie sich von folgenden Fragen leiten lassen:

- Was gibt Ihnen Halt im Leben?

(Hier könnten die soziale, musische oder Umgebungsebene anknüpfen.)

- Was wäre in Ihrer Situation jetzt wichtig und wünschenswert für Sie?
- Macht Ihre Situation irgendeinen Sinn für Sie? Wie ordnen Sie ein, was Ihnen z. Z. widerfährt, was Sie erleben?
- Was hat Ihnen früher in Krisen geholfen?
- Würden Sie jetzt in Ihrer Situation gerne etwas Religiöses/Spirituelles erfahren, kennenlernen oder ausprobieren?
- Was könnte das sein?
- Gibt es einen Ort, den Sie gerne aufsuchen würden?
- Gibt es Rituale, Symbole, Texte, die dafür jetzt richtig wären?
- Gibt es einen Menschen, mit dem Sie gerne Ihre Situation/Gedanken teilen möchten?

Unkonkrete, symbolisch ausgedrückte spirituelle Bedürfnisse

Spirituelle Bedürfnisse haben auch eine Ebene des Unkonkreten. Alle Lebensbereiche und Lebensäußerungen können eine spirituelle Dimension haben, wenn es etwas gibt, das über das Konkrete hinausgeht. Wenn z. B. das Bedürfnis, die Tochter möge zu Besuch kommen, neben der sozialen Ebene und des Zeitvertreibs, eine Ebene von tiefer Verbundenheit mit der Welt, mit der eigenen Familie, ein Zuhause bedeutet.

„Ich will nach Hause!" ist ein häufig geäußerter Satz von Menschen, überwiegend von Frauen mit Demenz. Er drückt das Bedürfnis aus, sich heimisch, vertraut und geborgen zu fühlen. Im Kontext eines Pflegeheims wäre die Antwort: „Aber Sie sind doch jetzt hier zuhause" auf der Ebene des Faktischen und des Mietverhältnisses richtig, aber emotional geht diese Antwort an dem ausgedrückten Bedürfnis nach Vertrautheit vorbei. (Bosch 1998)

In vielen religiösen und spirituellen Texten und Erzählungen wird das Grundbedürfnis nach Verbundenheit mit Symbolen beschrieben. Dann ist die Heimat

Das Wesen spiritueller Bedürfnisse 53

nicht nur der Ort, an dem ich geboren wurde oder im Lauf meines Lebens meine Wurzeln am deutlichsten fühlte, sondern Heimat ist ein Gefühl von Verwurzelung, von emotionaler Sicherheit und Vertrautheit, von Gerüchen, Bildern und Erfahrungen, die ich ein Leben lang als Bilder und Gefühle in mir tragen kann. Diese Dimension kann eine spirituelle sein. So kann das Singen von Heimatliedern, das Erzählen von Zuhause, diesen Gefühlen Raum geben. Ein unkonkretes spirituelles Bedürfnis ist somit eines, das sich nach Verbundenheit sehnt.

Ein weiteres spirituelles Bedürfnis ist das, was sich nach Verwandlung, nach Freiheit und Zukunft sehnt. Die Erfahrung, am Meer zu stehen, den Blick bis zum Horizont schweifen zu lassen und die Weite zu spüren, kann Gefühle und Bilder auslösen, die die Sehnsucht nach der Ewigkeit, nach dem Überschreiten des Horizonts spüren lassen. Sie sind im Religiös-Spirituellen oft die Symbole für die Entgrenzung der Welt, die Hoffnung auf ein Weiterleben, ein Jenseits. In der Symbolsprache Sterbender finden sich oft Bilder, die Raum und Zeit überschreiten. Dann wird eine Tür gesehen, die „real" nicht da ist, ein Koffer muss gepackt werden, ein Zug oder Flugzeug muss erreicht werden. Und wenn diese zukünftige, jenseitige Welt mit Frieden, Erfüllung und Gottesnähe verbunden ist, wird sie in vielen Religionen als Paradies bezeichnet.

Spirituelle Bedürfnisse drücken sich meistens symbolisch aus und das Wesen von Symbolen ist, dass sie etwas konkret Fassbares anbieten oder in symbolischen Handlungen tun. Darin weisen sie über sich hinaus auf eine Ebene, die nicht gesagt oder beschrieben, sondern nur empfunden werden kann. *Ergriffenheit* ist oft ein Wort, das für diese Erfahrung verwendet wird.

Naomi Feil (Kap. 3.2) geht in ihrer Kommunikationsmethode der Validation (Feil/de Klerk-Rubin 2013) davon aus, dass desorientierte alte Menschen sich oft verschlüsselt ausdrücken. Symbole aus der Gegenwart stehen dann für emotional bedeutsame Erfahrungen, Menschen oder Ereignisse. Es gibt Symbole, die von vielen verwendet werden, die typisch für Lebensbereiche zu sein scheinen. Andere Symbole sind sehr individuell und erschließen sich leichter, wenn man die Person gut kennt.

Das Erkennen und die richtige Interpretation der Symbole sind für Begleitende sehr hilfreich, da sie sich so besser in den anderen hinein fühlen und auf sein Bedürfnis eingehen können. (Feil/de Klerk-Rubin 2013, Sramek/de Klerk-Rubin 2002)

> Überlegen Sie bitte einmal, welche typischen Sätze Ihnen in Bezug auf Bedürfnisse einfallen und schreiben Sie auf eine Seite eines Blattes die Sätze, die ein Bedürfnis positiv ausdrücken, wie das Beispiel: „Ich will

nach Hause". Auf die andere Seite schreiben Sie bitte die abwehrend formulierten Sätze, wie z. B. „Ich kann nicht mehr." Überlegen Sie dann, welche möglichen Bedürfnisse Ihnen dazu einfallen. Ein Satz kann unterschiedliche Bedürfnisse ausdrücken oder Bedürfnisräume beschreiben. Welche spirituelle Dimension kann das Bedürfnis haben?

Diese verbale Beschreibung von Bedürfnisäußerungen als Wunsch oder Abwehr lässt sich auch nonverbal ausdrücken.

Gestik, Mimik und Lautsprache haben bestimmte Bedeutungsspielräume. Sie sind nicht beliebig, aber auch nicht immer eindeutig. Sie bedürfen der Interpretation und diese Vermutungen müssen im Kontakt geklärt werden. So kann das Öffnen der Arme bedeuten: „Ich bin glücklich und möchte die ganze Welt umarmen", oder „Komm her, ich möchte *dich* umarmen", oder noch etwas anderes. Das Verschränken der Arme kann bedeuten. „Ich fühle mich hier nicht wohl", oder „Mir ist kalt", oder eine andere Botschaft, die jemand in sich trägt.

Tab. 3.1: Bedürfnisformulierung

Positive Bedürfnisformulierung = Wunsch			Negative Bedürfnisformulierung = Abwehr		
Satz	Bedürfnis nach...	Spirituelle Dimension	Satz	Bedürfnis nach...	Spirituelle Dimension
„Ich will nach Hause."	– Geborgenheit – Vertrautheit – Sicherheit – Selbstwirksamkeit (weil dort meine Aufgaben, z. B. der Haushalt, die Kinder, der Garten etc. sind)	– ewige Heimat – Urvertrauen	„Ich kann nicht mehr."	– Erholung – Entspannung – Schmerzfreiheit – Erlösung – Sterben	– Sehnsucht nach Erlösung, – Jenseitswunsch

In der Begegnung mit Menschen mit Demenz muss man lernen, sich mit Symbolwelten vertraut zu machen, sowohl sprachlicher Symbole, als auch körperlicher und Handlungssymbole, d. h. das immer wiederholte Zählen des Geldes im Portemonnaie kann dazu dienen, sich der eigenen Selbständigkeit und Teilhabe am gesellschaftlichen Leben zu vergewissern. Wenn ich dies als Bedürfnis verstehe, werde ich das Zählen unterstützen und ggf. dafür sorgen, dass jemand Geld im Portemonnaie hat. Der Satz: *„Ach, du brauchst kein Geld, ich bezahle"* missachtet dann das Bedürfnis, obwohl dies sicher nicht so gemeint ist, sondern den desorientierten Menschen entlasten soll. Ob ich das (symbolisch) geäußerte Bedürfnis verstehe, zeigt sich an der entspannten oder gestressten Reaktion der anderen.

Symbole repräsentieren ein Gefühl oder eine Erfahrung, die im Moment gemacht wird, aber nicht mit sachlichen Worten ausgedrückt werden kann. Ein alter Mensch mit Demenz greift nach einem Symbol aus der Vergangenheit, um das auszudrücken, was aktuell wichtig ist.

Da diese Symbole mit der vielleicht unbekannten Biografie verbunden sind, brauchen die Begleitenden eine offene und suchende Neugierde. Manchmal trifft man den Sinngehalt schnell und ein anderes Mal muss man verschiedene Thesen ausprobieren und überprüfen. Die Reaktion der Betroffenen zeigt Ihnen, ob Sie ein Symbol richtig verstanden haben. In meinen Schulungen verspreche ich den Teilnehmenden neben der Seminarbescheinigung immer auch ein Zertifikat als „Detektiv/innen".

Tab. 3.2: Symbolwelten (de Klerk-Rubin / Sramek 2002).

Symbolwelt	Mögliches Bedürfnis oder Lebensausdruck
Handtasche und Portemonnaie	Selbständigkeit und Identität, das weibliche Ich
Essen	Genährt zu werden (auch seelisch, sozial)
Schlüssel	Zuhause
Ehering, Perlenkette	Liebe
Klopfende Bewegung	Arbeit
Kleidung	Status

BEISPIEL

Blick in die Praxis

Ich besuchte eine Frau in der Klinik und sie war ganz aufgebracht, weil sie hier nichts zu essen bekäme. Ich war am Tag zuvor bei ihr, als das Abendessen kam. So war ich Zeugin, dass ihr die Mahlzeiten gebracht wurden. Hätte ich argumentiert, dass sie hier sicher ihr Essen bekäme und dass ich gestern selber dabei gewesen bin, hätte ich zum einen ihrem starken, als unerfüllt erlebten Bedürfnis, genährt" zu werden, widersprochen und mit meiner Zeugenschaft auf der „realen" Ebene, hätte ich ihr Vertrauen verloren und ihre Not, hier „zu verhungern" vergrößert. Ich fragte sie stattdessen, was sie gerne essen würde und versprach ihr, zu den Schwestern zu gehen und mich darum zu kümmern. „Nur eine einfache Scheibe Schwarzbrot, das reicht mir schon." In meiner Interpretation fehlte es ihr an den „Grundnahrungsmitteln" Vertrauen und Sicherheit in diesem Umfeld einer Uniklinik. Ihre Verlorenheit hatte so auch die Dimension eines spirituellen Schmerzes.

Wichtig ist, dass man einen Menschen mit Demenz, der symbolisch seine Bedürfnisse ausdrückt, ernst nimmt und die gleiche Sprach- und Bildwelt aufnimmt, um sich mit auf die Suche nach der Befriedung der Bedürfnisse zu machen.

So kann die Kommunikation auch beide Welten abtasten, die *„reale"* Welt, in der überprüft wird, ob jemand wirklich etwas zu essen bekommen hat oder in der Lage war, das Essen auch zu sich zu nehmen und die *Symbolwelt* des seelischen, sozialen oder spirituellen Hungers.

Fatal ist es, wenn man innerlich die Augen verdreht und sagt: *„Sie werden schon was zu essen bekommen".* Damit verstärkt die gut gemeinte Begegnung das Leiden eines bedürftigen Menschen und er verliert eine weitere Person, an die er sich vertrauensvoll und hilfesuchend gewandt hat. Menschen mit Demenz machen diese Erfahrung sehr häufig. (Kap. 2.2)

3.2 Verstehen üben, „Sprachen" lernen mit Naomi Feil

Alle Menschen drücken ihre Bedürfnisse aus. Dass andere sie auch verstehen, hängt von der Kommunikationsfähigkeit ab. Es entstehen zwischen Menschen häufig Konflikte, weil man sich nicht versteht. Bei Menschen mit Demenz wird dies verstärkt, wenn sich ihre Sprache verändert und sie verbal nicht mehr genau ausdrücken können, was sie meinen oder Worte und Sätze verwenden, die für sie selbst Sinn machen, aber sich anderen schwer erschließen. Eine alte Dame mit beginnender Demenz, die durch einen Krankenhausaufenthalt zusätzlich desorientiert war, sagte einmal: *„Das muss sich wieder zusammenfügen. Ich muss das Hier und das Dort wieder zusammenbringen."* Ich interpretierte ihren Satz als eine Beschreibung, wie sich die Verwirrtheit für sie gerade anfühlte und ihr Bedürfnis, sich wieder integer zu fühlen und ihre Welt mit der „da draußen" wieder überein zu bekommen.

Vielleicht kennen Sie auch Situationen, dass Sie in einen Raum gehen und nicht mehr wissen, was Sie dort wollten. Diese Erfahrung, die oft nur einen kurzen Moment dauert, nennt man Dissoziation. (Held 2013)

Für Menschen mit Demenz sind diese Phasen zeitlich ausgedehnter, jedoch nicht beständig. Nicht zu wissen, wo ich bin und es dann doch wieder einordnen zu können, gehört zu den anstrengenden Wechselbaderfahrungen von Menschen mit Demenz. Desorientierte Menschen sind daher darauf angewiesen, dass ihre Situation der teilweisen Unverbundenheit mit der Welt um sie herum, der „Dissoziation", erkannt wird und man sich auf diese Art der Welterfahrung einstellt, dass man um sie weiß und mit ihr rechnet. Das fordert immer wieder zu Übersetzungsleistungen auf, die meistens nicht im Vorbeigehen mal eben schnell zu leisten sind.

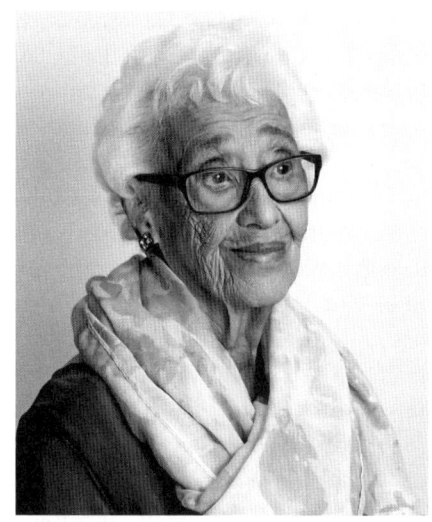

Abb. 3.3: Naomi Feil

Naomi Feil wurde 1932 in München geboren und wuchs als Tochter von Hauseltern eines Pflegeheims in den USA in einem Heim auf. Als Sozialarbeiterin eines Pflegeheims, durchlebte auch sie in ihrer Berufsbiografie die verschiedenen Konzepte, wie desorientierten Menschen zu begegnen sei. Eine Zeitlang dachte man, dass eine Realitätsorientierung (ROT) wichtig sei, um in die Verwirrtheit Ordnung zu bringen. Dialoge wie *„Schwester, können Sie mir helfen? Ich will nach Hause."* *„Nein, Sie können nicht nach Hause. Ihre Wohnung gibt es nicht mehr. Sie sind jetzt hier zuhause"*, waren einmal Konzept. Man wollte den desorientierten Menschen zurück in die „reale" Welt holen und ihm damit helfen, sich wieder zurechtzufinden. Naomi Feil hat dieses Konzept als Sozialarbeiterin eines Altenpflegeheims angewendet und einmal Prügel dafür bezogen. Im Rahmen eines Gruppenangebotes erzählt eine alte Dame davon, dass sie zu ihren Eltern möchte. Naomi Feil sagte ihr, dass ihre Eltern tot seien und dass sie nicht zu ihren Eltern könne. Die Dame war in dem Moment so entsetzt und verletzt, dass sie wütend auf Naomi Feil losging. Naomi Feil hat am eigenen Leib schmerzhaft erlebt, welche Gewalt sie der alten Dame angetan hat, indem sie ihr recht wenig einfühlsam die „Todesnachricht" ihrer Eltern überbrachte. Sie lernte dabei, dass es ab einem bestimmten Punkt in der Demenz nur noch den Weg in die Welt des desorientierten Menschen gibt und nicht mehr seinen Weg in die „reale"

Welt der Begleitenden. Sie lernte auch, dass es nicht auf Fakten in der Begegnung ankommt, sondern auf die Bedeutung des augenblicklichen Erlebens, die in den Gefühlen, die eine Erzählung oder eine Handlung begleiten, sichtbar werden. Diese Gefühle wahrzunehmen und sie wertzuschätzen wurde der Ausgangspunkt für einen neuen Begegnungsansatz mit Menschen mit Demenz, den Naomi Feil *Validation* (Wertschätzung) nannte.

Die Begründerin der Methode und der Haltung der *Validation* ist überzeugt, dass in den Gefühlen das Wesentliche sichtbar wird und somit auch die Bedürfnisse eines Menschen zu erkennen sind. Wenn „man das Bedürfnis versteht, das hinter einem bestimmten Verhalten steht, so kann man mit der Person, die man validiert, besser mitfühlen. Wenn man dieses Bedürfnis dann in Worte fasst, fühlt sich die Person verstanden und akzeptiert. Dies bildet die Grundlage für einige Validationstechniken." (Feil/de Klerk-Rubin 2017, 24) Es geht ihr um die *Wertschätzung des Menschen mit Demenz und all seiner Ausdrucksformen*. Alles, was ein Mensch mit Demenz tut, sagt und verbal oder nonverbal äußert, hat einen Sinn. Es gibt eine Logik in allem, die zu der Person gehört, sich anderen jedoch vielleicht (noch) verschließt. Hier spricht man von Handlungslogik als einem Prinzip, Reden und Handeln von desorientierten Menschen ernst zu nehmen.

Ist der Sinn den Begleitenden verschlossen, sind sie zunächst verwirrt und vielleicht ratlos. Durch „Einfühlung" in die Emotionen des Gegenübers können Begleitende einen Zugang bekommen zu dem, was jemand mitteilen möchte. Die Kommunikation kann gelingen und der desorientierte Mensch fühlt sich verstanden. Naomi Feil hat in Anlehnung an die Bedürfnispyramide des US-Amerikanischen humanistischen Psychologen Abraham H. Maslow (1908 – 1970) folgende Bedürfnisse älterer, desorientierter Menschen herausgearbeitet:

> „– *Aufarbeitung von unerledigten Aufgaben, um in Frieden sterben zu können*
> – *In Frieden zu leben*
> – *Bedürfnis, das Gleichgewicht wieder herzustellen, wenn das Augenlicht, das Gehör, die Mobilität und das Gedächtnis schwinden*
> – *Bedürfnis, der unerträglichen Realität Sinn zu geben, einen Platz zu finden, wo man sich wohlfühlt und wo Beziehungen familiär sind*
> – *Bedürfnis nach Anerkennung, Status, Identität und Selbstwert*
> – *Bedürfnis, gebraucht zu werden und produktiv zu sein*
> – *Bedürfnis, Gefühle auszudrücken und damit angehört zu werden*
> – *Bedürfnis, sich geliebt und geborgen zu fühlen: Sehnsucht nach menschlichem Kontakt*
> – *Bedürfnis, umsorgt zu werden, sich sicher und geborgen zu fühlen und nicht unbeweglich und festgehalten zu sein*

- *Bedürfnis nach sensorischer Stimulation, taktilen, visuellen, auditiven, olfaktorischen, gustatorischen und auch sexuellen Ausdrucksmöglichkeiten*
- *Bedürfnis, Schmerzen und Unannehmlichkeiten zu reduzieren".* *(Feil/de Klerk-Rubin 2017, 23)*

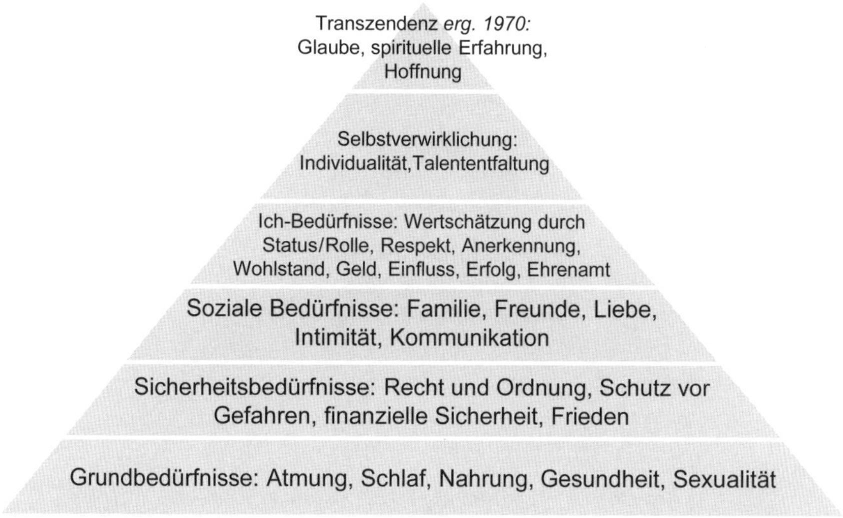

Transzendenz erg. 1970:
Glaube, spirituelle Erfahrung, Hoffnung

Selbstverwirklichung:
Individualität, Talententfaltung

Ich-Bedürfnisse: Wertschätzung durch Status/Rolle, Respekt, Anerkennung, Wohlstand, Geld, Einfluss, Erfolg, Ehrenamt

Soziale Bedürfnisse: Familie, Freunde, Liebe, Intimität, Kommunikation

Sicherheitsbedürfnisse: Recht und Ordnung, Schutz vor Gefahren, finanzielle Sicherheit, Frieden

Grundbedürfnisse: Atmung, Schlaf, Nahrung, Gesundheit, Sexualität

Abb. 3.4: Bedürfnispyramide nach Abraham H. Maslow (2010)

Die Bedürfnisse nach sensorischer Stimulation werden im Konzept der Basalen Stimulation aufgenommen, das durch unterstützende Anregungen, die Sinne aktivieren möchte, den Tastsinn (taktil), den Sehsinn (visuell), den Hörsinn (auditiv), den Geruchssinn (olfaktorisch) und den Geschmackssinn (gustatorisch). (Kap. 4.2)

Im Jahr seines Todes ergänzte Maslow seine Pyramide und setzte obenauf als Spitze die „Transzendenz" und somit die Spiritualität.

3.3 Spirituelle Kernbedürfnisse

Für einen Menschen, dessen Weltempfinden auch eine spirituelle oder religiöse Ebene hat, können all diese Bedürfnisse folgendermaßen in ihrer spirituellen Dimension erlebt werden:

- Als Klage über Unfrieden und die Sehnsucht, mit Frieden beschenkt zu werden,

- als Bitte um seelische Heilung, wenn Verluste und körperliche Gebrechen zu betrauern sind,
- als Hoffnung auf Verwandlung der Trauer in neuen Lebenssinn,
- als Dankbarkeit für das Leben und die erfüllenden Begegnungen im Augenblick und
- als Liebe zum Leben und zu den Menschen, die freundlich das Essen reichen und im eigenen Tempo beim Gehen begleiten.

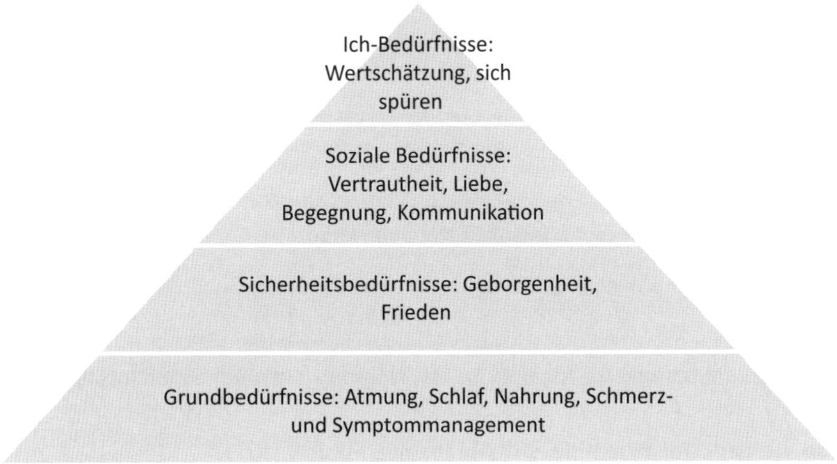

Ich-Bedürfnisse:
Wertschätzung, sich spüren

Soziale Bedürfnisse:
Vertrautheit, Liebe, Begegnung, Kommunikation

Sicherheitsbedürfnisse: Geborgenheit, Frieden

Grundbedürfnisse: Atmung, Schlaf, Nahrung, Schmerz- und Symptommanagement

Abb. 3.5: Erweiterte Bedürfnispyramide nach Maslow: Die spirituelle Dimension kann alle Bedürfnisse durchziehen.

Im Verlauf eines Demenzprozesses werden die Bedürfnisse immer basaler und wesentlicher und die Pyramide verschmilzt zu Kernbedürfnissen, bei denen die spirituelle Dimension immer stärker werden kann, je mehr das Erleben von außen nach innen geht und Beziehungen immer mehr der Selbstvergewisserung dienen.

3.4 Tom Kitwood und das Bedürfnis nach Liebe

„Bei Menschen mit Demenz, die weitaus verletzlicher und gewöhnlich weniger in der Lage sind, die zur Befriedigung ihrer Bedürfnisse notwendigen Initiativen zu ergreifen, sind diese Bedürfnisse deutlich sichtbar." (Kitwood 2008, 121)

In dem Bedürfnis nach Liebe sieht auch der britische Sozialpsychologe Tom Kitwood (1937 – 1998) das Kernbedürfnis von Menschen mit Demenz. (Abb. 2.1)

Um diesen Kern herum zeigen sich die Bedürfnisse nach Trost, Bindung, Einbeziehung, Beschäftigung und Identität.

Mit dem Bedürfnis nach Liebe lassen sich alle anderen Bedürfnisse zusammenfassen. Tom Kitwood zitiert die Pflegerin Frena Gray-Davidson.

„Sie stellt fest, dass Menschen mit Demenz oft ein unverhülltes und beinahe kindliches Verlangen nach Liebe zeigen. Unter Liebe versteht sie eine großzügige, verzeihende und bedingungslose Annahme, ein emotionales Geben von ganzem Herzen, ohne die Erwartung einer direkten Belohnung." (Kitwood 2008, 127)

Liebesfähigkeit bedeutet immer beides: Liebe zu geben und sie zu empfangen. Kern der Begegnungsqualität von Menschen mit und ohne Demenz ist somit die Liebe. Pflegende Angehörige können in der Begleitung zuweilen schöne Erfahrungen von Liebesäußerungen und Zuwendungen machen. Sich für die Liebe zu öffnen, ihre Entfaltung für möglich zu halten und sie dann auch zu erleben, sind sehr berührende Erfahrungen für Angehörige. Immer wieder berichten Kinder, deren Eltern nie Zärtlichkeit und Nähe zugelassen haben, dass im Laufe der Demenzerfahrung ihre Eltern Zärtlichkeit zuließen und selber gaben. Die Lebensphase der Demenz kann so auch Verwundungen zwischen Eltern und Kindern, nicht gelebte Sehnsüchte nach Liebe und Anerkennung, heilen. Sie kann so zu einer tiefen spirituellen Versöhnungserfahrung werden, die ohne Demenz vielleicht nicht möglich geworden wäre.

Die Liebe ist in vielen Religionen ein Kern der Beziehung zwischen Gott und Mensch, Mensch und Mensch und dem Menschen zu sich selbst. Für die protestantische Theologin Dorothee Sölle (1929 – 2003) war dies der Kern der mystischen Spiritualität. Sie sprach immer wieder davon, dass Gott keine anderen Hände hat als unsere und bezieht sich mit diesem Satz auf die Mystikerin Teresa von Avila (1515 – 1582). Die Mystik wird jetzt wiederentdeckt, weil sie emotional die liebende Beziehung zu Gott beschreibt und gleichzeitig in offener Weise sinnlich von Gott spricht als „Grund des Seins", „Quelle", „Glanz" oder „verborgene Sicherheit" (Sölle 1997, 21).

4 Die spirituelle Sorge um Menschen mit Demenz

Das englische *care*, z. B. aus Palliative Care, ist mehr als das deutsche Wort Pflege. In *care* drückt sich als *caring about*, die emotionale Sorge aus; tätig wird das Sorgen ausgedrückt mit *taking care of* und als Selbstsorge heißt es im Englischen *take care of yourself*. Care ist somit eine Haltung der emotionalen Verbundenheit, der Verantwortlichkeit und fürsorgliche Praxis, die die Selbstsorge miteinschließt.

Die deutschen Worte sind dahingegen nicht einfach. Sowohl Sorge als auch Fürsorge sind Worte mit sowohl positiver wie negativer Bedeutung. In der Sorge schwingt schnell die Belastung mit. „Ich mache mir Sorgen um jemanden". Die Sorge kann dann mit Gefühlen der Angst, der Unruhe und Ohnmacht verbunden sein. In dem Wort Fürsorge schwingt etwas Liebevolles mit; eine Beziehung und Zuwendung, die vielleicht mit mütterlicher Sorge verbunden wird. Neben der Wärme kann man mit Fürsorge jedoch auch eine entmündigende, erdrückende Sorge verbinden. Die Selbstsorge gewinnt auch in Pflegekontexten an Bedeutung, unterliegt jedoch häufig den Strukturzwängen, wenn Dienste kurzfristig besetzt und ein hoher Krankenstand bewältigt werden müssen. Die deutschen Worte haben es nicht leicht. Wir können aber auch nicht einfach ins Englische gehen, weil wir aus Palliative Care schon lange die Palliative Pflege gemacht haben und somit die Grenzen des deutschen Sorgebegriffs in die Übersetzung übernommen haben.

Mit dem Begriff der Sorgekultur möchte man die beziehungsstiftende, verantwortliche und zu gesellschaftlicher Teilhabe einladenden Aspekte der Sorge verbinden.

4.1 Care Ethik

Sorgekultur ist eng mit einer Sorge-Ethik verbunden. Die Care-Ethik wurde von Frauen mit einem feministischen Theoriehintergrund entwickelt. In Pflegeberufen sind überwiegend Frauen beschäftigt, die durch ihre Erziehung und weiblichen Vorbilder sehr auf die Pflege von Beziehung und Fürsorgetätigkeiten vorbereitet sind. Die Philosophin Elisabeth Conradi (2001) hat in ihrer Care-Ethik Themen verbunden, die für die Begleitung von Menschen mit Demenz wesentlich sind: Achtsamkeit, Beziehung, die Berührung einschließt, Respekt in der Sorge um Menschen mit Beeinträchtigungen und politisches Handeln. Sie schreibt:

„Care ist eine Praxis der Achtsamkeit und Bezogenheit, die Selbstsorge und kleine Gesten der Aufmerksamkeit ebenso umfasst wie pflegende und versorgende menschliche Interaktionen sowie kollektive Aktivitäten." (Conradi 2001, 13)

Spiritual Care im Sinne achtsamer spiritueller Sorge wäre somit mehr als die Frage nach den spirituellen Bedürfnissen, die sicher wichtig ist (Eglin 2010, 93 f., MacKinlay 2006, Smith 2005), die sich vermutlich jedoch häufig nicht mit Sicherheit beantworten lässt. Die Haltung, Bedürfnisse zu konstruieren bzw. die Mitteilungen eines Menschen mit Demenz in einem zu engen Rahmen als Bedürfnisse nach Sicherheit, Geborgenheit, Versöhnung etc. zu interpretieren, läuft zum einen Gefahr einer Fehlinterpretation. Zum anderen könnte sie ein Beziehungsgefälle festschreiben zwischen „Seelsorgenden" und Menschen mit Demenz. Beschreibungen von Spiritual Care-Begegnungen muten dann schnell zu „flach" an, wenn die Beschreibung nach dem Schema verfährt, ein „spirituelles Problem" erkannt zu haben und es mit einer „spirituellen Antwort" zu versehen (Eglin 2010, 94 f.), die im Kontext von Spiritual Care oft recht medizinisch „spirituelle Intervention" genannt wird. (Depping 2008)

Spirituelle Sorge wäre in einer Care-Ethik eher eine Form der Begegnung, die Momente der Transzendenz enthält, in der die Rollen sich vertauschen können. Die Gebenden können zu Empfangenden werden und umgekehrt. Spirituelle Sorge wäre ein Beziehungsgeschehen im Augenblick. So können Menschen mit Demenz differenziert gesehen werden, mit punktuellen Behinderungen und unversehrten Wesensanteilen. Der Schwerpunkt einer Spirituellen Sorge läge so in der achtsamen Begegnung der beteiligten Personen im Augenblick.

„Mit dem Begriff ‚Achtsamkeit' wird die starke Bedeutung von ‚Achtung' aufgegriffen. ‚Achtsamkeit' drückt aber auch das Anliegen aus, dass Menschen sich anderen Menschen zuwenden, sie ernst nehmen, auf sie eingehen, für sie sorgen, sowie dass Menschen Zuwendung zulassen, reagieren, sich einlassen." (Conradi 2001, 55 f.)

BEISPIEL

Glück für mich

Eine Bewohnerin, die immer umherwandert, sieht mich, kommt auf mich zu, sie will offensichtlich mit mir in Kontakt treten.
Ich bleibe stehen, ergreife ihre Hand zur Begrüßung, schaue ihr in die Augen. Sie schaut unendlich traurig. Ich frage, ob ich sie umarmen darf. Sie nickt, ich umarme sie, es ist einerseits unendliche Traurigkeit zwischen uns und andererseits unendliches Gewusel um uns herum. Wir müssen einem Rollstuhlfahrer Platz machen; wir stehen jemand anderem im Weg. Ich ziehe die Bewohnerin fort auf die Terrasse. Es ist kühl, aber gerade noch aushaltbar. Wir setzen uns nebeneinander; ein kleiner Wind geht. Ich beobachte das Wiegen der Gräser auf der Wiese und vergesse Zeit und Raum. Ich schaue zur Bewohnerin. Sie hat die Augen geschlossen. Sie wirkt ruhig und nicht mehr traurig. Ich bin unendlich dankbar, dass sie mir eine Insel der Ruhe und des Seins im Wind und mit Gräsern ermöglicht, geschenkt hat.
Sie macht die Augen auf. Wir nicken uns zu und ich geleite sie zurück in den Trubel.
Die besondere Stimmung schien mir von der Bewohnerin zu mir zu kommen. Nicht ich habe eine besondere Stimmung ermöglicht, sondern die Bewohnerin mir. Sie gab mir die Ruhe, die Gräser betrachten zu können.
(Logbucheintrag einer Teilnehmer/in des Forschungsprojektes „Spirituelle Begleitung von Menschen mit Demenz im Kontext von Palliative Care im Altenpflegeheim".)

4.2 Basale Stimulation in Spiritual Care

Beschützt
Sei beschützt
im Moment der Verwundbarkeit

Beschützt
in den Händen von Menschen,
die heilen und mit dir fühlen können

Beschützt
durch ein Wohlwollen
das dein Leben will!
In seiner ganzen dir eigenen Lebendigkeit

Sei beschützt
im Moment der Trennung vom Alten
das dir eine Wunde zufügt, eine Narbe, die Zeit zum Heilen braucht
dann will dir das Leben blühen in seinen zarten und kraftvollen Farben

Sei beschützt
durch das JA zu dir
das tief in dein Herz reichen und dich berühren möge

Sei beschützt
durch den Flügelschlag der Engel
die sich achtsam um deine Angst legen
sie einhüllen
ein schimmernder Mantel aus Zuversicht

Sei beschützt
in den Händen Gottes und der Menschen
in dem Moment, der das Vertrauen braucht

den Klang eines Zuspruchs im Ohr
weinen und befreit sein von alten Lasten
so nah beieinander
(Carmen Birkholz)

Das Konzept Basale Stimulation wurde von dem Sonderpädagogen Andreas Fröhlich in den 1970er Jahren für mehrfach behinderte Kinder entwickelt, über Jahrzehnte weiterentwickelt und später von der Pflegepädagogin Christel Bienstein auf die Pflege alter Menschen übertragen. Grundlegende Einsicht und Haltung ist dabei, dass auch einem schwer beeinträchtigter Menschen Entwicklungen möglich sind. Zentral ist die menschliche Begegnung, die die Individualität der Personen im Mittelpunkt sieht. Basale Stimulation versteht sich so als eine Einladung, sich auf eine Begegnung einzulassen und im Einlassen individuelle Möglichkeiten zu entdecken und zu erfahren. Die Begegnung zwischen Pflegenden und Bewohner/innen bzw. Patient/innen ist ein Kern des Konzeptes. Mit ihm ist die ethische Grundhaltung verbunden, dass auch ein sehr wahrnehmungseingeschränkter Mensch, der sich nach außen kaum mitteilen kann, als Person und Individuum gesehen wird. Diese Grundhaltung macht es möglich, durch Einfühlung die eigene Intuition in der Begegnung zu nutzen. Intuition ist nach Andreas Fröhlich das in der Situation präsente Wissen der Pflegeperson. Dieses Wissen ist eine Kombination aus gelerntem Wissen (Ausbildung und

Erfahrung) und der Verbundenheit mit sich selbst (Bauchgefühl). Intuition erfährt in diesem Konzept eine wichtige und wertschätzende Rolle.

Basale Stimulation bietet grundlegende und voraussetzungslose (lat: basal) Anreize und Anregungen (lat: stimulatio), die dialogisch-kommunikative Prozesse mit schwer beeinträchtigten Menschen Entwicklungsbedingungen gestalten. Die Personen stehen im Mittelpunkt und sie werden gesehen als Menschen „mit unterschiedlichen Biografien und sozialen Kontakten, aus denen sie plötzlich oder langsam hinausgenommen wurden. Menschen, die eine persönliche Zukunftsplanung hatten, die so nicht mehr eingelöst und verfolgt werden kann". (Bienstein/Fröhlich 2012, 39)

Menschen werden so ganzheitlich und mit Mitgefühl gesehen, die angewiesen sind auf menschliche Unterstützung. Menschen, denen Basale Stimulation zu mehr Lebensqualität verhelfen kann, sind Menschen:

- die möglicherweise körperliche Nähe brauchen, um andere Menschen überhaupt wahrzunehmen,
- die Menschen brauchen, die sie auch ohne Sprache verstehen und sich auf ihre Ausdrucksmöglichkeiten einstellen,
- die Menschen brauchen, die ihnen die Umwelt und sich selbst auf verständliche Weise nahe bringen,
- die Menschen brauchen, die ihnen die Fortbewegung und Lageveränderungen nachvollziehbar ermöglichen,
- die Menschen brauchen, die sie zuverlässig versorgen und fachlich kompetent pflegen." (Bienstein/Fröhlich 2012, 39)

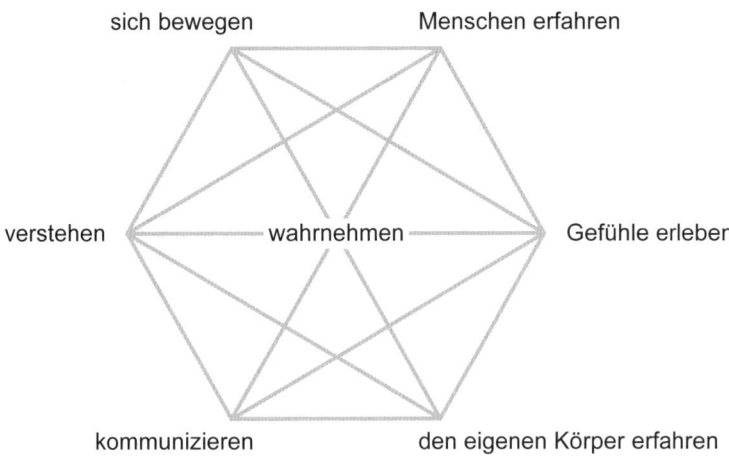

Abb. 4.1: Das Hexagon nach Bienstein/Fröhlich 2012, 43

Die Grundelemente der Basalen Stimulation sind somit Wahrnehmung, Kommunikation, Bewegung, Körpererfahrung, soziale Erfahrung, Gefühle spüren und verstehen. Die zentralen Ziele der Basalen Stimulation richten sich nach den wesentlichen Lebenszielen der betroffenen Menschen. Andreas Fröhlich hat aus der reflektierten Praxis folgende Lebensthemen herausgearbeitet:

- Leben erhalten und Entwicklung erfahren,
- das eigene Leben spüren
- Sicherheit erleben und Vertrauen aufbauen,
- den eigenen Rhythmus entwickeln,
- das Leben selbst gestalten,
- die Außenwelt erfahren,
- Beziehungen aufnehmen und Begegnungen gestalten,
- Sinn und Bedeutung geben und erfahren,
- Selbstbestimmung und Verantwortung leben,
- die Welt entdecken und sich entwickeln. (Bienstein/Fröhlich 2012, 88)

Der Erlebnisweg zur Erreichung dieser Ziele geht über die Sinne. Wir erfassen die Welt über das Hören, Sehen, Riechen, Schmecken und Fühlen. Unsere Haut ist unser größtes Organ. Wir fühlen über die Haut. Dieses Fühlen ist jedoch mit einer tieferen Körperwahrnehmung und einem Körpergefühl verbunden.

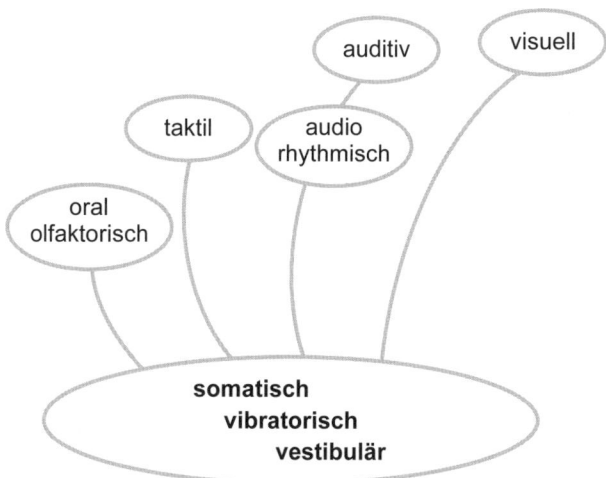

Abb. 4.2 : Die Wahrnehmungsebenen in der basalen Stimulation (Bienstein/Fröhlich 2012, 47)

So kommen zu den bekannten Sinnen noch drei Wahrnehmungsbereiche: Die somatische (körperliche) Erfahrung, die vibratorische (Schwingungen) und die vestibuläre (Gleichgewichtssinn) Erfahrung.

Über die Sinne erfahren wir uns im Raum und in der Begegnung mit der Welt. Über unsere Sinne erleben wir Lebendigkeit und sind damit im Kern mit unserem Lebensgefühl und der Spiritualität verbunden.

Spiritualität ist somit eine Dimension im Konzept der Basalen Stimulation. Spiritual Care kann durch die Reflektion, die Basale Stimulation anbietet, die eigenen sinnlichen Begegnungsformen professioneller, bewusster und mit einem Ziel verbunden einsetzen. Vieles wird in der Praxis sicher schon rein intuitiv gemacht, im Sinne der oben genannten Definition. In der Praxis gibt es jedoch noch viele Entwicklungsmöglichkeiten, die spirituelle Erfahrung als existentielle Erfahrung wahrzunehmen und ihre Bedingungen zu fördern, so dass Menschen mit eingeschränkter Wahrnehmung ihre Spiritualität leben können. Dadurch kann es zu einem Paradigmenwechsel in der Pflege und Begleitung kommen: Weg von einem „Sich-nicht-zuständig-Fühlen" für die spirituellen Bedürfnisse und hin zu einer Aufnahme von Spiritualität in die Begegnungsqualität, die potenziell alle unterstützen können. Spiritual Care an Geistliche zu delegieren, die selten zur Verfügung stehen, hat zur Folge, dass die spirituellen Bedürfnisse vielfach nicht wahrgenommen werden und unversorgt bleiben.

Blick in die Praxis

BEISPIEL

Ich besuche mit einer Betreuungsassistentin eine Bewohnerin, um sie zu fragen, ob ich ein paar Fotos für dieses Buch machen darf. Beide Frauen sind muslimisch-gläubige Türkinnen. Die Dame sitzt in ihrem Sessel und hat ihre Gebetskette in der Hand. Sie hat Schmerzen in der linken Schulter und die Betreuungsassistentin berührt mitfühlend die Schulter. Der Dame tut die Berührung gut, sie kann ihren Schmerz ausdrücken, teilen und „berühren" lassen. Beim Abschied sprechen die beiden Frauen auf Türkisch miteinander. Ich verstehe nicht, was sie sagen, höre aber im Reden der Betreuungsassistentin immer wieder das Wort „Amin". Ich empfinde in der Verabschiedung eine starke und tröstende Verbindung zwischen den Frauen und werde beim Gehen mit in das Winken und Lächeln der Bewohnerin hineingenommen.

Basale Stimulation in Spiritual Care 69

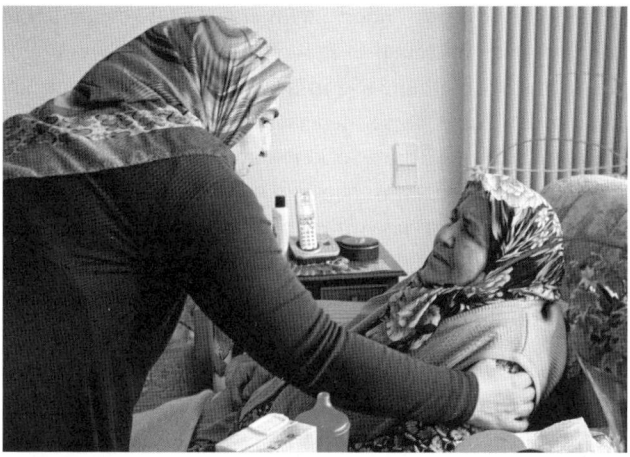

Abb. 4.3: Bewohnerin und Betreuungsassistentin in einem
Multikulturellen Seniorenzentrum

Basale Stimulation gewinnt Erkenntnisse aus der Pflegepraxis und definiert daraus Ziele, die sich nach den aktuellen Bedürfnissen der Menschen mit Beeinträchtigung richten.

Im Rahmen einer Schulung zur Verbindung von Basaler Stimulation mit Spiritualität sensibilisiert eine Trainerin die Teilnehmenden für die Qualität von Berührungen. Sie lädt die Teilnehmenden zu einer Übung ein, in der die Arme modellierend gewaschen werden. Bei einer modellierenden Waschung sind die Ziele des Konzeptes der Basalen Stimulation, „sich spüren", „Sicherheit erfahren", „Beziehung aufnehmen", „Sinn und Bedeutung erfahren" erlebbar und das Säubern des Armes ist eher ein Nebeneffekt.

In der Übung, die eine Trockenwaschung ist, werden die Teilnehmer/innen angeleitet. Sie ziehen zunächst Tennissocken über die Hände, die als Waschlappen fungieren, jedoch den Vorteil haben, dass die Hände in ihrer natürlichen Bewegung nicht eingeschränkt werden. Die Arme werden, einer nach dem anderen, von der Schulter bis zu jedem einzelnen Finger modellierend, d. h. die Körperform nachbildend, gewaschen. Die Empfänger/innen der Übung spüren ihrem Erleben nach und die Paare tauschen sich aus.

In einem zweiten Teil der Übung verwendet die Waschende keine Handschuhe, sondern arbeitet mit ihren unbedeckten Händen. Wieder spüren die Empfänger/innen der Übung ihrem Erleben nach und die Paare tauschen sich aus. Die Rückmeldungen zum Empfinden wurden unterschiedlich bewertet. Die erste Erfahrung wurde von den einen als angenehmer empfunden und die zweite von anderen. Beim tieferem Hinspüren fielen Sätze wie: „Mit bloßen

Händen, das war mir zu intim", oder: „Beim ersten Mal konnte ich mich besser konzentrieren und mich besser spüren".

Die Übung zeigte beispielhaft, wie in der Basalen Stimulation Erkenntnisse aus der Reflexion der Praxis gewonnen werden: Das Berühren mit Handschuhen oder in diesem Fall den Tennissocken aus Frottee, verstärkt das Selbsterleben, das „Sich-spüren" der Gewaschenen. Der direkte Hautkontakt wurde als intim empfunden und so war das Aufnehmen und Gestalten der Beziehung im Vordergrund. Beides ist möglich und richtet sich nach den Bedürfnissen derer, die die Zuwendung empfangen. Für die Pflegenden bedeutet dies, dass sie sich über ihr Ziel vorab im Klaren sein müssen. Ist es beim Waschen wichtig, dass die Person sich spürt und der Kontakt zu sich selbst verstärkt wird, oder ist es bedeutsamer, dass sie die Beziehung, das „Ich-bin-bei-dir" spürt. Heike Walper (2016) hat diese Wahrnehmungsebenen umfassend dargestellt.

Das Konzept der Basalen Stimulation kann somit dem Konzept von Spiritual Care in der Unterstützung der Lebensqualität von Menschen mit Beeinträchtigungen wichtige Kenntnisse vermitteln. Die Werte, Haltung und Ethik stimmen überein. Dadurch wird eine Synergie erreicht, die das Konzept der Basalen Stimulation um die Dimension der Spiritualität erweitern kann, die sich dort bisher nicht findet. Spiritual Care kann hingegen die eigenen Angebote und Fertigkeiten bewusster und reflektierter anbieten, die sie in der mitfühlenden Begegnung, der heilsam tröstenden oder segnenden Berührung, der Worte und Musik als Klanggeschehen, der Bilder und Symbole als visuelle Anbindung beinhalten. Die Verbindung von Basaler Stimulation und Spiritual Care führt dann in der spirituellen Begleitung zu einer Kreativität, die Lebensmöglichkeiten eröffnet.

BEISPIEL

Blick in die Praxis

Ein Bewohner einer Pflegeeinrichtung, der in seinem Leben in der evangelischen Kirche sehr aktiv gewesen ist und über Jahrzehnte im Leitungsgremium seiner Gemeinde als Presbyter tätig war, liegt im Sterben. Der Pfarrer, der mit ihm über Jahrzehnte vertraut war, wird um einen Besuch gebeten. Der alte sterbende Mann, der in seiner Demenz oft hilflos alten Kriegserinnerungen ausgeliefert ist, schreit oft vor Todesangst. Als er die vertraute Stimme des Pfarrers hört, fängt er an zu singen „So nimm denn meine Hände und führe mich/bis an mein selig Ende und ewiglich./Ich mag allein nicht gehen, nicht einen Schritt:/wo du wirst gehen und stehen, da nimm mich mit." (EG 1996, 376) Der Pfar-

> rer setzt sich zu ihm, nimmt seine Hände und singt das Lied mit. Nach dem Lied verharren die beiden in der Stille des nachklingenden Liedes. Der Pfarrer öffnet seine Hände und trägt die Hände des alten Mannes. Dazu sagt er: „Hans, du hast in deinem Leben immer Gott gedient und viel für die Gemeinde getan. Ich wünsche dir von Herzen, dass du nun in deiner Not Gott spüren kannst, der dir zusagt: „Auch bis in eurer Alter bin ich derselbe, und ich will euch tragen, bis ihr grau werdet. Ich habe es getan; ich will heben und tragen und erretten." (Jesaja 46, 4, Lutherbibel 1999, AT)
> Nach einer Weile in Stille, öffnete Hans die Augen und sah den Pfarrer klar und lächelnd an und ein leises „Amen" kam über seine Lippen.
> In den letzten Wochen seines Lebens kamen immer wieder die traumatisierenden Erinnerungen hoch und Hans schrie um Hilfe. Seine Familie hatte gelernt, dass ihm Nähe die Angst nehmen konnte.

Der evangelische Pfarrer Klaus Depping (2008) greift in seinem Seelsorgekonzept für Menschen mit Demenz auf Aussagen des Internisten und Psychotherapeuten Erich Grond zurück, dem es in der Pflege und Palliativpflege von Menschen mit Demenz immer darum geht, die Bedeutung von Berührung zu betonen. Grond stellt der, in der Praxis oft zitierten „3-S-Pflege" (satt, sauber, still), eine „3-Z-Pflege" gegenüber, die getragen wird von Zuwendung, Zeit und Zärtlichkeit. (Grond 2005, 128 ff.)

Depping verbindet biblische Worte mit den ihnen entsprechenden Berührungen, z. B. empfiehlt er, das Wort aus Psalm 139 Vers 5: „Von allen Seiten umgibst du mich und hältst deine Hand über mir" (Lutherbibel 1999, AT, 625) mit einer entsprechenden körperlichen Berührung zu begleiten, wie einer haltgebenden umarmenden Stütze beim Wechsel vom Bett auf einen Stuhl bei einem desorientierten standunsicheren Menschen (Depping 2008, 74 ff.). Dieses Bibelwort kann man aussprechen oder die haltende Begegnung kann auch ohne Worte diese spirituelle Dimension in der Pflege bekommen. Dorothee Sölle (1997) beschreibt die Bedeutung der Berührung mit den Worten von Teresa von Avila: „Gott hat keine anderen Hände als unsere Hände". Spirituelle Begleitung vermittelt die Qualitäten des Glaubens: Geborgenheit, Trost, Hoffnung und Vergewisserung.

Diese Erfahrungen können an ganz frühkindliches Erleben erinnern, das nicht in erster Linie kognitiv erinnert wird, sondern über die Körpererinnerung, über das sogenannte Leibgedächtnis.

4.3 Die spirituelle Begegnung

Blick in die Praxis

BEISPIEL

Ich komme auf die Station der geriatrischen Abteilung. Auf dem Flur in der Nähe des Eingangsbereiches sehe ich eine Frau in einem Liegerollstuhl. Eine Decke liegt auf ihr, die sie mit beiden Händen festhält. Sie weint leise hörbar vor sich hin und ihr Blick verliert sich irgendwo. Die Frau rührt mein Herz an und ich möchte sie gerne trösten. Sie wirkt auf mich so unendlich traurig und verloren. Ich gehe zu ihr und ziehe einen Stuhl heran, um mich an ihre Seite zu setzen. Ich spreche sie an und frage, ob ich mich zu ihr setzen darf. Nimmt sie mich wahr? Ich weiß es nicht. Ich setze mich. Ich lasse mich äußerlich und innerlich bei ihr nieder und versuche zu spüren, wie ich mit der Dame in Kontakt kommen kann. Nach einer Weile lege ich eine Hand – sie ist zum Glück warm – an eine Hand der Dame. Sie umklammert die Decke, ist kalt und wirkt verkrampft auf mich. Ich bin vorsichtig und möchte spüren, ob ich sie mit meiner Berührung erschrecke oder meine Nähe ihr gut tut. Innerlich bin ich sehr auf hab acht, weil mir die Verletzlichkeit der Frau so klar ist. Ich sitze eine Weile so da und spüre, wie die Wärme meiner Hand auf sie übergeht. So sitzen wir hier beide am Eingang der Station, es gehen Leute vorbei, man hört das Rufen und Hallo von Mitarbeiter/innen, Patient/innen und Angehörigen. Wir sitzen hier wie in einem eigenen Raum, der aus der zarten und aufmerksamen Verbundenheit heraus entsteht. Mir geht ein Lied durch den Kopf: „Möge die Straße uns zusammen führen/und der Wind in deinem Rücken sein;/sanft falle Regen auf deine Felder,/und warm auf dein Gesicht der Sonnenschein." Ich summe das Lied leise und singe nach einer Weile auch den Text dazu. Die Frau hat aufgehört zu weinen, ihre Hände werden warm und weicher und während ich singe, legt sie ihre andere Hand auf meine Hand. So sitzen wir da; das Lied ist verklungen und irgendwann spüre ich eine Unruhe in mir. Ich möchte mich verabschieden und gehen. Ich ringe mit mir, wie ich meine Hände löse, ohne sie zu kränken. Ich kenne dieses Ringen von mir, es ist mit schlechtem Gewissen verbunden, dass ich die Frau gleich wieder alleine lassen werde. So in meinen Gedanken, in denen ich mich aus der Verbundenheit ja schon löse, wendet die Dame auf einmal ihren Kopf zu mir und schaut mich an. Ihr Blick, der vorher ins Irgendwo ging sieht jetzt mich. Ich spüre ein Glücksgefühl und Dankbarkeit in mir aufsteigen und ich muss die Frau anlächeln. Ich empfinde eine Verbindung, aber auch Freiheit in ihrem Blick. Sie löst ihre Hand, die sie auf meine gelegt hat. Sie gibt mich frei.

> Und wieder mache ich die Erfahrung, wie schon so oft, dass die Qualität der Begegnung wichtig ist und nicht die Dauer. Solche Begegnungen der Verbundenheit sind oft gar nicht so lang, aber sie wirken nach – bei mir und ich denke auch bei der Anderen.

Die Beschreibung dieser Begegnung, bei der äußerlich nicht viel passiert, zeigt, was eine spirituelle Begegnung sein kann. Zwischen Menschen ist sie immer eine Begegnung der echten zwischenmenschlichen Solidarität. Eine spirituelle Begegnung sieht nur mit dem Herzen gut, wie es Antoine de Saint-Exupéry im „Kleinen Prinzen" sagt.

Kern der spirituellen Begegnung ist ein offenes Herz, dass ich den anderen wahrnehme und mein Herz berühren lasse. Dann sehe ich nicht den starren Blick und denke: „Schwer dement", und höre ihr Weinen und denke: „Stört das die anderen?", sondern sehe die Lebendigkeit in der Frau, die vielleicht in einem Gefühl der Verlorenheit um ihr Leben ringt. Eine spirituelle Begegnung bekommt eine heilsame Dimension, wenn sie den anderen als Menschen sieht und ihm menschlich begegnet.

Stellen Sie sich vor, Sie kommen morgens aus dem Haus und auf der Straße begegnen Ihnen Menschen, die Sie wahrnehmen und vielleicht ein freundliches Wort an Sie richten. Wie fühlen Sie sich dabei? Mit welcher Stimmung gehen Sie in den Tag?

Machen Sie eine kleine Pause, bevor Sie sich auf die nächste Übungsfrage einlassen.

Und nun stellen Sie sich vor, Sie kommen morgens aus dem Haus und auf der Straße begegnen Ihnen Menschen, die ihrem Ärger über das Wetter Luft machen und Sie anschnauzen, Sie sollen nicht „so doof" gucken. Wie fühlen Sie sich jetzt und was macht das mit Ihrer Stimmung?

Merken Sie, wie abhängig wir von den Begegnungen und den Reaktionen anderer sind?

Menschen, die sich in „unserer" Welt nicht mehr gut orientieren können und sich oft fehl am Platz fühlen, sind besonders darauf angewiesen, dass man ihre Verwundbarkeit wahrnimmt und Ihnen in einer Grundhaltung von

„Vertrauen-und-Sicherheit-geben" begegnet. Dies ist eine spirituelle Grundhaltung.

Eine Alltagsbegleiterin, die an dem Forschungsprojekt „Spirituelle Begleitung von Menschen mit Demenz am Lebensende im Altenpflegeheim" teilnahm, sagte einmal:

> *„Ich habe nicht gewusst, dass das Spiritualität ist, was ich in der Begegnung mit den alten Menschen immer erlebe, aber heute weiß ich es. Spirituelle Erfahrung ist immer zuerst meine Erfahrung und sie öffnet für mich eine Tür in eine andere Welt oder eine Tür zu einem anderen Menschen. Das liebe ich an meiner Arbeit."*

4.4 Ein altbekannter Konflikt in der Betreuung

Zwei unterschiedliche Haltungen der Zuwendung führen für Pflegende in der Praxis häufig zu Konflikten: Zum einen die Sorge um das leibliche Wohl, zum anderen die Zuwendung und zwischenmenschliche Begegnung.

In der Versorgung und Begleitung von Menschen mit Demenz kennen die Betroffenen sicher beides. Es ist viel zu tun an Unterstützung im täglichen Leben und für das leibliche Wohl: Das Bereiten des Essens und die Erinnerung an das Essen und Trinken; die Begleitung zur Toilette, das Richten von Küche, Bad und Zimmern; nicht zu schweigen von den vielen verwaltenden Aufgaben: Das Bestellen und Abholen von Medikamenten, die Zuzahlungen zu diversen Leistungen, Anträge stellen und verlängern. Es gibt eine Fülle zu tun, wenn man weite Teile des Lebens eines Menschen mit Demenz mit organisieren und gestalten muss. Gleichzeitig spürt man, dass dieses „Muss" nicht alles sein kann, weil dann die Beziehung und die Begegnung, das Menschliche, die Muße, die geteilte Freude und die geteilten Nöte zu kurz kommen.

Der Konflikt der zwei Haltungen der Zuwendung wird in einer biblischen Erzählung symbolhaft entfaltet (Die Bibel, Lukasevangelium Kapitel 10, Verse 38–42). Jesus ist zu Besuch bei den Schwestern Maria und Marta. Marta wirbelt vermutlich in der Küche, um für das leibliche Wohl des Gastes zu sorgen. Ihre Schwester Maria hingegen setzt sich zu dem Gast und hört ihm zu. Es kommt zum Konflikt. Marta empfindet, dass sie die ganze Arbeit macht und fühlt sich von ihrer Schwester im Stich gelassen. Jesus sieht, was sie schafft, bewertet aber das Zuhören der Maria als das, was gerade Not tut.

Wer durch seine Rolle oder auch durch sein Wesen eher im „Versorgungsmodus" agiert, wird Marta gut verstehen können und sich mit ihr identifizieren. Dann kennt man die innere Spannung, die es braucht, um nichts zu vergessen und alles zu seiner Zeit zu erledigen. Man kennt auch den inneren Groll auf die, die „nur am Bett sitzen". In Pflegeeinrichtungen gibt es häufig eine Spannung zwischen den Pflegeberufen und dem Sozialen und Begleitenden Dienst. Was der Soziale Dienst macht, wird häufig als das Schöne bezeichnet, während die Pflegenden die Dinge tun *müssen,* die eben gemacht werden *müssen* und die die Bewohner/innen oft nicht schön finden. In der Tat braucht die spirituelle Begleitung die Ruhe. Sie muss zuhören und den anderen wahrnehmen. Dann wird sie auch die feinen Äußerungen wahrnehmen, die für ihr Handeln wichtig sind.

Das Symbolhafte der Erzählung von Maria und Marta ist, dass alle Betreuenden beide Figuren, beide „Handlungsweisen" in sich haben und es in der Begleitung von Menschen mit Demenz auch beides braucht. Die Aufteilung in fachliche Rollen führt unweigerlich zu Konflikten, weil man spürt, dass es so nicht richtig ist.

Um mitzubekommen, was ein/e Bewohner/in beim Waschen selber kann, muss ein/e Pfleger/in aufmerksam sein und der Bewohner/in in ihrem oder seinem Tempo folgen. Dann kann sie ihr oder ihm die notwendigen Impulse geben und sie oder ihn so in ihrer Eigenständigkeit unterstützen. Sie wird mit dieser Aufmerksamkeit auch Schmerzen wahrnehmen können, auch mit dem differenzierten Blick auf den Total Pain. Spüren, Hören und bei dem anderen sein ermöglicht es zu wissen, was zu tun ist.

In Bezug auf die spirituelle Begleitung oder hier besser gesagt die spirituelle Dimension, die in allem, was man tut, spürbar sein kann, bedeutet das Folgendes: Im oben genannten Beispiel setze ich mich zu der Dame am Eingang zur Station. Aus dem Spüren ihrer Einsamkeit heraus, reichte ich ihr meine Hand. Aus der Verbundenheit mit ihr, kam mir das Lied in den Sinn; es war nicht geplant, es kam mir intuitiv in den Sinn und ich traute mich es mitten auf dem öffentlichen Flur zu summen und zu singen.

Ein Mitarbeiter, der in der Pflege und Begleitung in einem Altenpflegeheim arbeitet und der an dem genannten Forschungsprojekt teilnimmt, beschreibt in einem Logbuch eine Situation, die er als spirituell empfunden hat und die er unter folgende Überschrift stellt: „Grundpflege. Eine wichtige Nebentätigkeit"

BEISPIEL

„Nach längerer Zeit, habe ich mal wieder in der Pflege gearbeitet und dort einen Bewohner versorgt der als wehrig, teils zornig und aggressiv gilt. Ich wurde gefragt, ob ich das übernehmen möchte und stimmte zu. Beim Betreten des Zimmers lag der Bewohner wach in seinem Bett und blickte mich zornig an.
Ich nahm mir einen Stuhl, setzte mich zu ihm ans Bett und fing nach einer Begrüßung an, mich mit ihm zu unterhalten...nein es war ein Monolog

von mir, er schaute mich nur an. Ich redete über Alltägliches und fragte ihn immer wieder um Rat, wollte seine Meinung. Es war weiterhin ein Monolog, aber sein Blick wurde immer freundlicher, selbst ein Lächeln gab er mir. Nebenbei fragte ich, ob ich ihm bei der Pflege im Bad helfen dürfe. Er stand auf und gemeinsam gingen wir ins Bad. Lächelnd!!!"(Logbucheintrag eines Teilnehmers des Forschungsprojektes „Spirituelle Begleitung von Menschen mit Demenz im Kontext von Palliative Care im Altenpflegeheim".)

4.5 Achtsamkeit

Die evangelische Theologin Dorothee Sölle (1997) vergleicht in ihrem Buch über Mystik die Achtsamkeit der buddhistischen Religionen mit der Liebe der jüdisch-christlichen Traditionen (Sölle 1997, 16).

Achtsamkeit bedeutet aufmerksam zu sein für das, was im Moment ist. Im Buddhismus wird die Haltung der Achtsamkeit durch die formale Praxis der Meditation geschult. Beim Meditieren nimmt man eine aufrechte und bequeme Haltung ein, um nicht mit dem Sitzen an sich beschäftigt zu sein. Man achtet auf die Wahrnehmungen des Körpers und des Geistes; beim „Nichtstun" der Meditation nimmt man die Harmonie des Körpers wahr oder auch Verspannungen und Schmerzen, über die man sonst hinweggeht. Man merkt, dass man unablässig denkt und es sehr schwer ist, Gedanken loszulassen und einfach nur im Hier und Jetzt zu sein. Der Atemfluss hilft, sich auf den Augenblick zu konzentrieren. In einer hektischen und immer schneller werdenden Welt muss man das Anhalten und Spüren üben. Die formale Meditation ist eine Möglichkeit, dies zu lernen und zu kultivieren. Ein Spaziergang mit dem Hund in der Natur, das Genießen einer Tasse Kaffee in der Sonne, das Sprechen von rituellen und vertrauten Gebeten und Texten, all das sind Möglichkeiten, die Präsenz im Augenblick zu üben. Bei all diesen unterschiedlichen Weisen, zur Ruhe zu kommen, verlangsamt sich der Puls, der Muskeltonus wird geringer und der Atem tiefer. Wir fühlen uns entspannt und tanken neue Kraft. Daher kann ein Achtsamkeitstraining Stress reduzieren und als Selbstsorge für die eigenen Bedürfnisse sensibilisieren.

Achtsamkeit als Haltung ist unabhängig von religiösen Traditionen, auch wenn sie im buddhistischen Raum geprägt wurde. Jon Kabat-Zinn (2013) ein US-Amerikanischer Molekularbiologe entwickelte in einer Stressklinik das „MBSR-Programm" (Mindfulness-based stress reduction program) und löste die Praxis der Achtsamkeit von den religiösen buddhistischen Inhalten, um sie für alle Menschen zugänglich zu machen. Heute werden die positiven Auswirkungen von Meditation und Achtsamkeitspraxis vielfach beforscht auf ihre positiven Effekte für die Gesundheit. Bluthochdruck, Depressionen, Sucht, Schmerzen sind nur einige Bereiche, die positiv beeinflusst werden.

Achtsamkeit als Haltung in der Begleitung von Menschen mit Demenz verstärkt sowohl die Sensibilität für den eigenen Körper und die eigenen Denk- und Handlungsimpulse als auch die Wahrnehmung der Anderen. Sie kann zu einer wohltuenden Aufmerksamkeit werden, die „diagnosegenauer" ist. Sowohl der Pfleger, der den als zornig und aggressiv geltenden Bewohner versorgte, als auch die Pflegerin, die sich zunächst vor der Tür einer Bewohnerin, die in der Regel die Grundpflege nicht zulässt, sammelte (Kap. 4.4, Kap. 1.2), sehen mehr als die Abwehr. Sie sehen ein Bedürfnis nach Zuwendung und Liebe und gerade diese Zuwendung zu dem Menschen, so wie er ist, ist der Schlüssel zu der Person, die dann in die Pflege einwilligt. Das ist Achtsamkeitspraxis.

Beide Pfleger/innen habe diese Situation auch als spirituell empfunden. Spirituelle Sorge heißt hier zunächst, dass die beiden sich um sich selbst gesorgt haben. Sie nahmen sich Zeit – etwas, von dem man meint, es heute in Pflegekontexten schwer verwirklichen zu können. Die Selbstsorge ermöglichte ihnen den Zugang zum eigenen intuitiven Handeln und genau das schuf eine Beziehung zu den Bewohner/innen, die diese gerne annahmen. Letztlich werden alle Beteiligten aus den Situationen zufrieden, vielleicht glücklich hervorgehen und sie werden nicht nur keinen Konflikt zu bewältigen haben, sondern auch „schneller", weil harmonischer, mit der Pflege vorankommen. Dass etwas geschieht, was man nicht erwartet hat, dass eine Beziehung zu der Bewohnerin und dem Bewohner entstand und dass die begegnende Pflege dann mit guten Gefühlen und einem Erfolgserlebnis verbunden war, lässt die Pflegenden eine spirituelle Dimension in der Pflegesituation sehen. Ich denke, genau das meinte Cicely Saunders, wenn sie von dem Sakrament des Waschlappens und des Wasserbechers sprach (Kap. 1.2). Die spirituelle Dimension findet sich in den ganz alltäglichen Handlungen wieder.

4.6 Spiritual Care und die Selbstsorge der Begleitenden

Eine mir bekannte Yogalehrerin sagt, dass sie immer mit einem Gebet in die Yogaarbeit geht, weil sie weiß, dass sie selber Schutz braucht und nur weitergibt, was sie selber geschenkt bekommen hat. Ihr spirituell formuliertes Selbstverständnis zeigt, dass sie sich eingebunden fühlt in einen größeren Zusammenhang. Sie schreibt es nicht ihrem Können zu, sondern gibt weiter, was sie selbst als Geschenk wahrnimmt.

Zu jeder Form von Spiritualität gehört das Selbstverständnis, sich selber einer Macht, die höher ist als das Menschliche, zu verdanken. Diese Lebenshaltung kann entlastend sein. Man kann um Kraft bitten und man kann Belastungen bewusst abgeben. In monotheistischen Religionen ist es das Gebet, das als Stoßgebet, „Ach Gott, hilf mir!" oder als gelerntes und verinnerlichtes Gebet gesprochen wird, wie das folgende, Franz von Assisi zugeschriebene Gebet:

„Herr, mach mich zu einem Werkzeug deines Friedens,
dass ich liebe, wo man hasst,
dass ich verzeihe, wo man beleidigt,
dass ich verbinde, wo Streit ist,
dass ich die Wahrheit sage, wo Irrtum ist,
dass ich den Glauben bringe, wo Zweifel quält,
dass ich die Hoffnung wecke, wo Verzweiflung quält,
dass ich Licht entzünde, wo Finsternis regiert."
(www.franziskanerinnen-thuine.de/html/seine_gebete.html, 23.03.2017)

Eine Ordensschwester erzählte mir, dass sie immer wieder am Tag das Kreuz mit ihrer Hand umfasst, das sie als Kette um den Hals trägt. In Bruchteilen von Sekunden weiß sie sich dann getragen und fühlt sich entlastet. Sie sagt:

„Wenn ich vorher überfordert war, gebe ich die Belastung mit einem betenden Seufzer und einem Druck meiner Hand an das Kreuz ab und spüre, dass ich dann wieder klarer denken und handeln kann. Das Abgeben gibt mir paradoxerweise Kraft."

Neben dieser religiösen persönlichen Unterbrechung tragen andere z. B. einen Stein oder einen Gegenstand aus Holz in der Hosentasche, einen „Handschmeichler", den sie bewusst für solche Unterbrechungen gewählt haben. Außenstehende nehmen das oft nicht wahr; es ist ein sehr persönliches und unauffälliges Ritual.

Als Form der Achtsamkeit kann man eine Situation auch unterbrechen, indem man sich seines Atems bewusst wird und seinen Körper wahrnimmt, der vielleicht Stresssymptome zeigt (flache Atmung, rasendes Herz, Schwitzen etc.). Man kann bewusst eine Atempause einlegen und sich wie die Pflegerin vor der Tür einer Bewohnerin kurz sammeln und erst dann das Zimmer betreten (Kap. 1.2). Dies kann zu einem grundsätzlichen Ritual werden, um sich bewusst auf die Begegnung hinter der Tür einzustellen. Die Achtsamkeitspraxis hält viele Übungen bereit, sich mitten im Alltag immer wieder in den gegenwärtigen

Augenblick zu holen. Türen als Symbole des Übergangs bieten die Möglichkeit folgender Achtsamkeitsübung:

Achten Sie bitte einmal darauf, wie oft Sie von einem Raum in den anderen gehen. Wie viele verschiedene Orte suchen Sie am Tag auf? Wie viele verschiedene Stimmungen, Atmosphären und Themen erleben sie dabei? Wie oft nehmen Sie die Gedanken und Stimmungen von einem Ort mit an einen anderen?

Üben Sie an einem anderen Tag einmal beim Verlassen eines Raumes, wenn Sie durch die Tür gehen, sich mit einem kurzen innerlich gesprochenen „o. k." oder „gut" oder „Tschüss" zu verabschieden und bevor sie durch die nächste Tür gehen, bleiben Sie einen Atemzug lang stehen und betreten erst nach dem Ausatmen den Raum.

Welche Erfahrungen haben Sie gemacht?

Die Wohnbereichsleitung eines Pflegeheims, die eine Ausbildung in Klangmassage gemacht hat, erzählte, dass sie ihre eigene Klangschale auf dem Schreibtisch stehen hat und sich mit Hilfe der Klangschale immer wieder erdet. Dies sei ihr Weg, der Hektik des Stationsalltags zu entkommen. So hilft ihr diese Unterbrechung, aus dem täglichen „Getriebensein" auszusteigen und wieder zur Ruhe zu gelangen. Durch den Moment des Klangs spürt sie sich wieder und kann zurückkehren zu dem, was im Moment wichtig und zu tun ist.

Alle Beispiele erzählen von kleinen und persönlichen Meditationsübungen, die den Alltag unterbrechen, um sich nicht von ihm treiben zu lassen, sondern ihn selber zu gestalten.

Immer wieder berichten Menschen, dass sie durch solch eine Praxis ihre Aufgaben ruhiger und (selbst)bewusster machen würden und am Ende des Arbeitstages nicht so erschöpft seien. Ihre Stimmung sei auch besser und sie hätten mehr schöne Augenblicke während der Arbeit.

Spiritualität als Selbstfürsorge kann eine wichtige Rolle spielen, um Menschen zu begleiten, die sich mit schmerzhaften und als negativ erlebten Gefühlen plagen und diese auch aggressiv und „böse" nach außen zeigen.

BEISPIEL

Blick in die Praxis

Frau L. ist seit einer Woche auf einer geriatrischen Station eines Krankenhauses. Sie wohnt mit zwei weiteren Damen in einem Dreibettzimmer. Wenn ein/e Pfleger/in kommt, um ihr Tabletten zu geben, brüllt sie laut: „Geh weg, ihr wollt mich ja alle nur vergiften." Es gelingt nicht, sie zum Einnehmen der Medikamente zu bewegen. Die Pfleger/innen kommen an ihre Grenzen und reagieren ebenso wütend wie Frau L.
Auf der Station werden die Mahlzeiten gemeinsam in einer Wohnküche eingenommen. Die Stimmung ist oft „zum Schneiden". Frau L. schimpft viel über das Essen, über ihre Familie und brüllt fast jeden an, der sich ihr zuwendet. Sie wird nach weiteren zwei Tagen zurück in ein Pflegeheim entlassen, weil die Therapeut/innen und Pfleger/innen keinen Zugang zu ihr bekommen konnten und die Stimmung auf der Station mittlerweile so belastet war, das sowohl das Personal, wie andere Patient/innen und ihre Angehörigen deutlich gereizt waren.

In einem kurzen Gespräch „am Rande" mit einer Krankenschwester, meinte diese:

„Solche Situationen haben wir immer wieder. Wir wissen nicht, was jemand erlebt hat und in der Demenz brechen die Dämme. Auch alles Negative kommt hoch. Ich brauche da meine Spiritualität, um diese negativen Energien nicht in mich rein zu lassen. Die Frau ist ein armer Mensch. Wenn ich mir vorstelle, ich hätte diese Energien immer in mir, tut sie mir aufrichtig leid und es tut weh, dass wir ihr nicht helfen konnten."

Spiritualität kann somit auch als Schutz vor den „Energien" anderer genutzt werden und helfen, selber unversehrt zu bleiben und das Mitgefühl für die andere Person nicht zu verlieren.

Stellen Sie sich einmal aufrecht hin und spüren Ihre Füße. Am besten spüren Sie sie, wenn Sie keine Schuhe tragen. Nehmen Sie wahr, wie der Kontakt Ihrer Füße zum Boden ist, und atmen Sie einige Male bewusst ein und aus. Lassen Sie dabei Ihren Atem durch Ihre Füße in den Boden fließen. Wenn Sie den Eindruck haben, dass Sie gut und „geerdet" stehen, strecken Sie Ihre Arme vor Ihrem Körper in einem Halbkreis aus, so dass sich Ihre Hände berühren. Führen Sie Ihre Arme so einmal näher zum Körper und weiter weg. Welcher Abstand fühlt sich für Sie gut an? Spüren Sie Ihren Raum, der zwischen Ihren Händen und Ihrem Körper entsteht. Wie groß muss der Raum sein, dass Sie sich wohl fühlen? Wie weit müssten Ihre Hände nach vorne den Raum abstecken, bevor eine zweite Person dort stehen dürfte?

Achten Sie im Alltag auf Ihren Raum, und wenn Sie einem Menschen nahegekommen sind, weil es die Situation oder auch Ihre Aufgabe erforderte, gehen Sie bewusst wieder in „Ihren Raum" zurück. Sie sorgen somit für Ihre Grenzen und schützen auch den oder die andere in seinen/ihren Grenzen.

Auf diese Weise können Sie im Mitgefühl bleiben mit sich selbst und der/dem anderen. So kann Spiritualität helfen:

- Spiritualität als Selbstsorge hilft, den Alltag selber zu gestalten anstatt getrieben zu sein: *Sorgen Sie für kleine Unterbrechungen.*
- Sie öffnet für den Augenblick und fördert die Intuition.
- Sie fördert die Präsenz und somit den Zugang zu Menschen mit Demenz.
- Sie schützt vor belastenden Gefühlen und Atmosphären.

4.7 Yoga mit alten Menschen mit Beeinträchtigungen

Immer häufiger wird in Seniorenzentren Yoga mit alten Menschen mit und ohne Demenz praktiziert. Die meisten kommen mit ihrem Rollator oder im Rollstuhl. Können denn alte Menschen Yoga machen? Ja! Die Medienbilder zeichnen häufig ein Bild von jungen, dynamischen, körper- und spiritualitätsbewussten Menschen, die Yoga praktizieren, deren Übungen die meisten von uns nicht vollbringen könnten. Yoga ist eine indische philosophische Lehre, die dem Hinduismus entspringt. Durch geistige und körperliche Übungen sucht die Yogalehre eine Integration von Körper und Geist zu einem Bewusstsein. Yoga ist ein Weg der Selbsterkenntnis. Die Körperübungen des Yoga dienen der körperlichen Vorbereitung auf die Meditation und somit der Erkenntnis darüber, wie das Leben ist. Der Atem spielt eine zentrale Rolle bei den Übungen und bei der Meditation. Die Körperübungen des Yoga, die Âsanas haben das Ziel, den Körper zu kräftigen und beweglich zu erhalten, damit er sich möglichst unbelastet der Meditation widmen kann. Jede Haltung lässt sich variieren und den individuellen Voraussetzungen der Übenden anpassen.

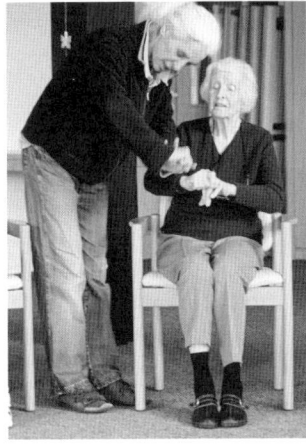 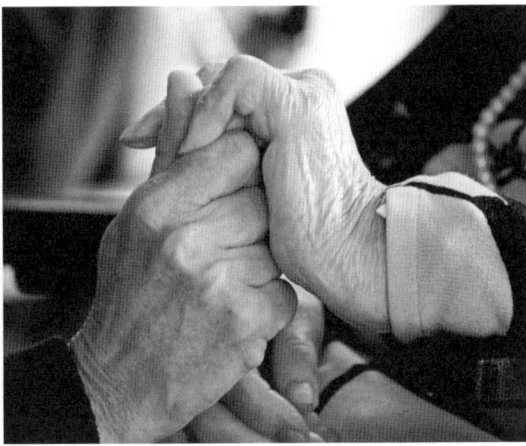

Abb. 4.4a, b: Die Yogalehrerin unterstützt eine Dame dabei, die eigenen Finger zu umfassen, so dass sie sie einzeln spüren kann.

Achtsamkeit ist im Yoga eine entscheidende Haltung. Somit können auch Menschen mit körperlichen Beeinträchtigungen Yoga praktizieren.

Das Ziel der Yogalehrerin, die mit alten Menschen übt, ist eine Verbindung von Körper, Seele und Geist. So erfahren die Bewohner/innen zum einen die Stärkung des eigenen Körperbewusstseins und der Beweglichkeit und zum anderen erleben sie Verbundenheit und Liebe. Mit leichten, aber geeigneten Übungen hilft sie den Bewohner/innen des Pflegeheims, ihren Körper zu spüren.

Die Übungsabfolge ist leicht und wird durch Wiederholungen vertieft. Die Teilnehmenden üben im Rahmen ihrer Möglichkeiten. Die Yogalehrerin hilft Einzelnen auch beim Umsetzen und Spüren. Dabei schafft sie eine Konzentration auf ganz basale Bereiche des Körpers, wie z. B. die Hände. Das Umfassen eines Fingers nach dem anderen lässt die Hände spürbar und warm werden. Sie lässt den Teilnehmenden nach jeder Übung Zeit zum Nachspüren und fragt bei einigen Übungen nach ihrem Erleben, so dass es ihnen auch bewusst wird und sie das Erleben der anderen mitbekommen.

Alle machen die Erfahrung der Verbundenheit, da es für jede und jeden eine Möglichkeit gibt, die Übungen mitzumachen; es spielt keine Rolle, wie hoch man die Arme heben oder wie weit man seine Hände drehen kann. Alle Übungen werden im Sitzen ausgeführt, so dass alle die gleiche Position einnehmen. Sie erfahren so, was noch geht, können ihre Beeinträchtigungen annehmen und werden von der Yogalehrerin oder ihren ehrenamtlichen Mitarbeiterinnen liebevoll unterstützt.

Die Lehrerin praktiziert Yoga mit einer spirituellen Haltung. Sie geht in jeden Unterricht mit einem Schutzgebet. Sie weiß sich als Beschenkte, die das

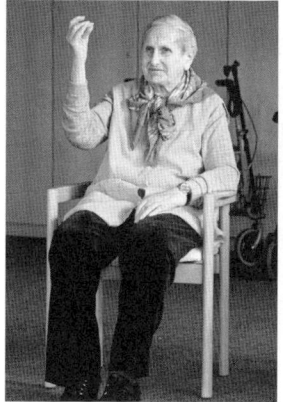 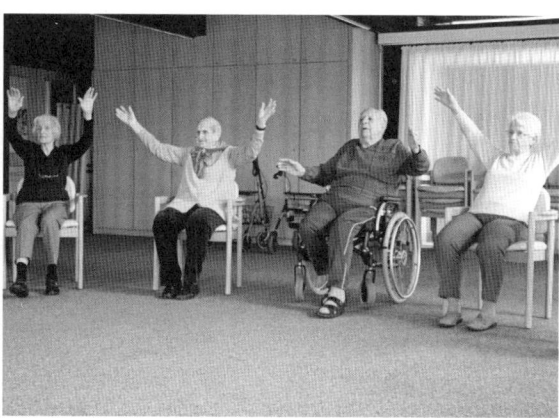

Abb. 4.5: Yoga ist möglich und wirkt auch bei starker körperlicher Einschränkung.
Abb. 4.6: Yoga ist hier eine Gruppenerfahrung, die die Verbundenheit der Bewohner/innen stärkt.

Geschenk weitergibt. Die spirituelle Dimension ist im Unterricht spürbar und wird durch Übungen wie den Sonnengruß kultiviert.

Beim Sonnengruß wird die Wirbelsäule in acht Richtungen bewegt, es wird Ruhe und Konzentration gefördert und mit Achtsamkeit an alles, was lebt, gedacht. Dabei sind die Teilnehmenden eingeladen, zu nennen, an wen man gemeinsam denken möchte. Die Teilnehmer/innen nennen z. B. liebe verstorbene Menschen aus ihrer Familie oder auch aus dem Kreis der Yogagruppe oder des Hauses, sie nennen ihre Angehörigen und eine Frau wünschte sich den Sonnengruß mit allen für ihr am Tag zuvor geborenes Urenkelkind.

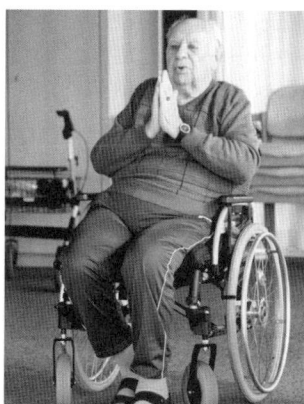 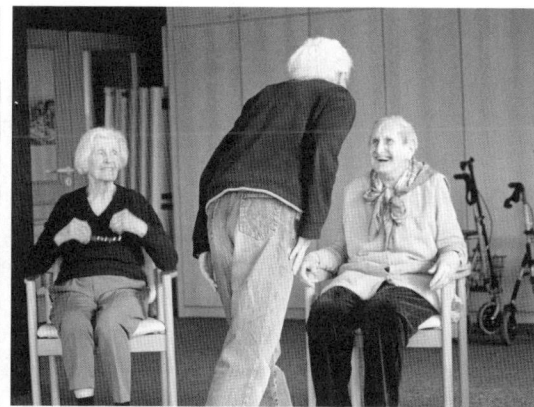

Abb. 4.7: Yogaübungen fördern die Zentrierung und Verbundenheit mit sich selbst.
Abb. 4.8: Die Übungen fördern die Lebensfreude.

> Der Sonnengruß mit Worten und Körperbewegungen im Sitzen:
>
> Wir schicken heute unseren Gruß an…, Wir grüßen den Himmel. Wir grüßen die Erde. Wir grüßen die Sonne, den Mond, den Halbmond und die Sterne. Wir grüßen die Blume, den Baum und das Gras (mit gekreuzten Beinen und die Hände berühren den Boden). Wir grüßen… (ein Name)…und das macht uns Spaß.

Die Verbundenheit in der Gruppe ist spürbar und wirkt nach. Das bestätigt auch der Heimgeschäftsführer der Einrichtung. Er schätzt Yoga, da dem Kurs eine friedliche und freundliche Stimmung folgt, die im Haus deutlich wahrgenommen wird.

„Wie fühlen Sie sich?" fragt die Yogalehrerin am Ende und eine Frau sagt spontan: „Jung!"

4.8 Am Anfang war Musik

„Wo es an Worten fehlt, beginnt die Musik – wo die Worte aufhören, kann der Mensch nur noch singen." (Janáček, Komponist)

BEISPIEL

Blick in die Praxis

Wir haben den 90. Geburtstag von Frau H. gefeiert; am Tag selber nur im kleinen Kreis. Der Bürgermeister kam persönlich zum Gratulieren. Die Jubilarin brillierte in der festlichen Stimmung und von ihrer Demenz war nichts zu spüren. Es war eine schöne Stunde mit freundlichem Smalltalk, Erinnerungen an früher und einem Glas Sekt. Wir staunten und schmunzelten über ihre Fähigkeiten im Gespräch mit dem Bürgermeister und spürten innerlich wieder, wie falsch die Rede von einer „degenerativen Erkrankung" ist. Demenz ist für sie zum Stigma geworden und viele ihrer Freund/innen nehmen sie schon lange nicht mehr ernst. Die Unwissenheit und das fehlende Interesse, mit ihr im Kontakt zu bleiben und eine andere Art der Beziehung zu finden, haben in den letzten Jahren dazu geführt, dass sie aus der Spielgemeinschaft der Nachbarn schleichend und ohne Worte herausgefallen ist.

Ihr jahrzehntealter Freundeskreis verhält sich ähnlich. Zu den traditionellen Feiern begrüßt man sich herzlich, aber dann wird mit denen, die von Demenz betroffen sind, kaum noch geredet. Es scheint, dass ihre Freundinnen und Freunde mit ihnen jetzt nichts mehr anfangen können. Jedes Jahr bei der traditionellen Weihnachtsfeier fragt Frau H. beim Begrüßungstrunk: „Wo ist denn Jupp?" Die Spannung ist plötzlich spürbar. Schweigen – bis jemand sagt: „Ja, der Jupp ist auch immer da". Sie fragt selten nach ihrem Ehemann, der seit fast 20 Jahren tot ist, aber bei dieser Feier immer.

Nun war natürlich ihr Freundeskreis zur Feier des 90. Geburtstages eingeladen. Die Vorstellung, dass alle kommen, sie herzlich begrüßen und sich dann nur noch in vertrauter kognitiver Runde unterhalten und sie Zaungast bei ihrer eigenen Feier wäre, war uns unerträglich. Was tun, dass es ein schönes Fest wird?

Alle singen gerne. So wurde ein Heft mit alt-vertrauten Liedern zusammengestellt, ergänzt mit Fotos aus der gemeinsamen Zeit, sodass jeder Gast sich dort finden konnte. Es gab ein Wunschkonzert zu ihrem Geburtstag. Da ereignete sich einige Tage vorher, dass eine Klavierlehrerin sagte, sie habe ein altes digitales Klavier zu verschenken. Spontan entschieden, holten wir einige Tage vor dem Geburtstag das Klavier ab. Es fand sich ein Musiker, der Klavier spielte und gewohnt war, Gesang zu begleiten. Er kam als Überraschungsgast und bescherte allen eine launige Kaffeehausmusik und dann ein unvergessliches Wunschkonzert. Alle sangen mit, alle hatten Freude, wünschten sich Lieder, teilten alte Erinnerungen und waren im Kontakt. Es gab beim Singen keine Barrieren durch Demenz, sondern nur geteilten Frohsinn.

Die Musik bescherte allen ein gelungenes Fest!
Durch die Musik wurde eine Qualität von Spiritualität eingelöst: Lebensfreude, Sinnerleben, Verbundenheit und Gemeinschaft.

„Die Alzheimer-Krankheit vertilgt mein Gedächtnis, verdreht meine kognitiven Fähigkeiten und verwirrt mich unzählige Male. All das zehrt an meinem Lebensmut, aber zerstören kann mich das Leiden nicht. Das kann nur ich. Singen, irgendetwas singen, Kinderlieder oder Kirchenlieder, vom Halleluja aus Händels Messias (an den ersten Ton der Tenorstimme erinnere ich mich noch heute), bis zu irgendeinem, ja eigentlich jedem Song der Beatles, verschafft mir das Gefühl, dass ich mich normal, ja sogar gut fühle.
Auch Summen tut gut. Lippen, Mund und Kehle fühlen sich gut dabei an, aber auch Kopf und Herz werden angeregt, sich gut zu fühlen.

> *Am besten ist es, laut und lauthals zu singen. Ans Singen zu denken ist wie an Sex denken. Es ist viel befriedigender, dabei den ganzen Körper einzusetzen, nicht nur das Gehirn. (...) Fest steht, dass die Worte allein zwar bestimmt nicht schaden, laut gesungen können sie darüber hinaus Erinnerungen und Gefühle wecken sowie die Seele stärker berühren, als es dem Lesen oder Zuhören auch nur annähernd gelingt. (...)*
> *Meinen Lebensmut kann sie (die Alzheimer-Krankheit) nicht nehmen. Ich werde künftig öfter singen. Wenn ich singe, fühle ich mich sicher, intakt, kerngesund und lebendig!" (Taylor 2010, 108f.)*

Durch das Singen werden Atem- und Kreislauffunktionen aktiviert. Und durch die Vibration des Stimmorgans wird der gesamte Körper belebt. Dadurch werden positive Gefühle geweckt und die Lust, zu anderen Menschen Kontakt aufzunehmen.

Singen wirkt gegen die Angst, da man beim Singen tief atmet und das Zwerchfell sich bewegt. Wenn man Angst hat, wird der Atem oft angehalten und genau das geht beim Singen nicht. Singen kann so Menschen aus ihrem Trübsinn befreien und die Frage nach dem Sinn steht nicht im Raum, weil Singen belebt und so Sinn körperlich spürbar ist.

Die Welt ist Klang

Am Anfang war Musik. Der Fötus hört den Herzschlag, die Atmung und die Darmgeräusche der Mutter. Bereits in der 22. Woche ist die Hörschnecke voll ausgereift und so hört er ihre Stimme und die Töne um ihn herum. Pränatal wird die Welt bereits hörend erfahren.

Den Rhythmus unseres Herzschlages tragen wir alle in uns. Und der Herzschlag der Mutter war vielleicht die erste Musik.

Musik ist kulturell geprägt und daher sehr unterschiedlich. Sie trägt jedoch immer die Emotionen, das Lebensgefühl einer Kultur, einer Gruppe, einer Generation. Sie ist Motion und Emotion — Bewegung und Gefühl. In der Musik gehört beides zusammen. Musik erfasst die Gefühle und den Leib. Daher schwingen wir mit, wenn wir Musik hören, klatschen, tanzen und müssen uns einfach zu einer Musik, die uns „mitreißt", bewegen.

Musik trägt auch die Erinnerungen an die Kindheit, die erste Liebe, den Hochzeitstanz und erinnert auch an die schweren und traurigen Erfahrungen im Leben, wie die Lieder, die bei der Beerdigung der Mutter gesungen wurden.

Über das gemeinsame Singen oder das Hören von alt-bekannten Songs steigen alte Erinnerungen und Gefühle in einem auf. Das kennt jede/r von sich und das kennen alle, die mit Senior/innen singen.

Das musikalische Gedächtnis scheint sehr lange erhalten zu sein, auch wenn andere Erinnerungen und Fähigkeiten nicht mehr so klar zum Ausdruck kommen.

> **BEISPIEL**
>
> **Blick in die Praxis**
>
> Eine Musiktherapeutin besucht in der Adventszeit die bettlägerige Bewohnerin Frau S., die seit einem Jahr in einem Pflegeheim lebt. Die Pflegende, die sie zu der Dame begleitet, sagt, dass Frau S. nicht sprechen könne und sehr versunken in sich sei. Sie habe außer den Lauten, die sie bei der Pflege von sich gibt, noch nie ihre Stimme gehört. Die Musiktherapeutin nimmt ihre Veeh-Harfe und spielt am Bett von Frau S. ein paar zarte Töne. Man hat den Eindruck, dass Frau S. der Musik lauscht. Die Musiktherapeutin spielt Weihnachtslieder für sie. Als sie das Lied „Leise rieselt der Schnee" spielt, singt Frau S. auf einmal mit zarter, aber klarer Stimme alle Strophen auswendig mit. Die Pflegerin ist so berührt, dass ihr Tränen die Wangen herablaufen. Sie sagt nach dem Lied: „Jetzt ist Weihnachten".

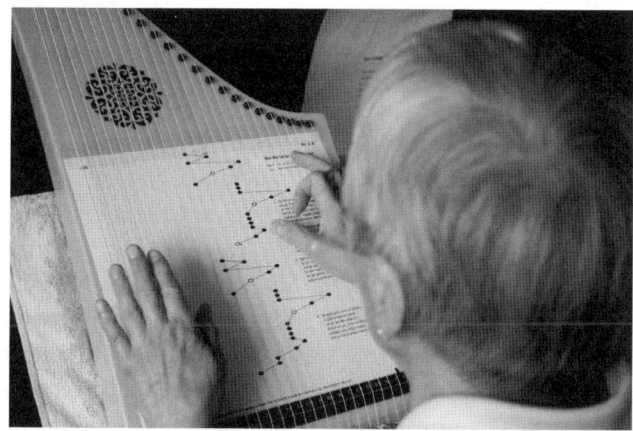

Abb. 4.9: Eine alte Dame ohne Instrumentenerfahrung beim Spielen der Veeh-Harfe.

Die Veeh-Harfe ist ein Instrument, das zunehmend von Musikgeragog/innen in der Begleitung von Menschen mit Demenz eingesetzt wird und die auch von ihnen leicht selbst zu spielen ist.

Das Forscherteam um den Hirnforscher Prof. Robert Turner hat sich in einer hirnphysiologischen Studie die Frage gestellt, wie die musikalische Erinnerung funktioniert, da Praktiker/innen immer wieder berichten, dass Menschen auch mit einer schweren Demenz, unter deren Einfluss sie vielleicht nicht mehr sprechen können, vertraute Lieder glasklar und mit vielen Strophen singen können.

Die Studie habe ergeben, so der Wissenschaftler Jörn-Hendrik Jacobsen, dass die Gehirnregionen des Langzeit- und Musikgedächtnisses zu den Arealen des Gehirns gehören, die am wenigsten von kortikalem Schwund und den typischen Stoffwechselstörungen betroffen sind. Außerdem unterstütze dieser Befund eine Vermutung, die bereits im Zusammenhang mit anderen Studien angestellt wurde. Hier hatte man eine erhöhte Netzwerkverbindung zwischen dem vorderen Cyrus cinguli und anderen Knotenpunkten im Gehirn bei Alzheimer Patienten beobachtet. Das lege nahe, dass diesem Gehirnbereich überdies noch spezielle kompensatorische Funktionen bei fortschreitender Krankheit zukommen können. (www.cbs.mpg.de/249162/20150604-01, 4.5.2017)

Die alte Annahme, dass das musikalische Gedächtnis mit den Erinnerungen zusammenhängt, die man im Temporallappen lokalisiert, ist damit widerlegt. Die Praxis derer, die mit Menschen mit Demenz musikalisch zusammen sind, hat dies schon immer widerlegt.

4.9 Das „Ü" macht glücklich

In der Sprache und in Liedern tragen die Vokale unterschiedliche emotionale Qualitäten, wie Musikwissenschaftler/innen herausgefunden haben. Zudem ist die menschliche Stimme ein Klangkörper, auf den man sehr emotional reagiert. Eine Stimme kann schneidend und befehlend sein und dadurch Angst auslösen; sie kann aber auch weich, warm und zärtlich sein und dadurch Vertrauen und Geborgenheit wecken. Dabei kommt es auf den Klang der Stimme und nicht auf den Inhalt an. „Der Ton macht die Musik", auch bei der Stimme. Dies macht sich die Poesie zu eigen, sie wirkt unmittelbar emotional durch das Gedicht als Klangkörper. Entscheidend für die emotionale Wirkung sind die Vokale. Den Vokalen „A" und „O" wird spirituelle Qualität beigemessen. Sie wirken offen und tief und schaffen ein Gefühl der Geborgenheit. Das „A" ist freundlich und warm und das „O" trägt Liebe, Wärme und Verbundenheit in sich. (Depping 2008, 70 ff.)

Dies ist in der Sprechstimme so, in der Poesie bewusst gestaltet und beim Singen wird es betonend unterstützt. Viele Lieder sind vertonte Gedichte, so dass sich die Emotionen hier im Klang entfalten können.

Schläft ein Lied in allen Dingen,
Die da träumen fort und fort,
Und die Welt hebt an zu singen,
Triffst du nur das Zauberwort.
(Joseph Freiherr von Eichendorff)

Die Vokale „I" und „E" werden eher mit Aggression und Hektik verbunden, wobei ein „EI" dem „A" ähnelt, wie es sich z. B. in folgendem Weihnachtslied findet:

Vom Himmel hoch, ihr Englein kommt!
Eia, eia, susani, susani, susani!
Kommt, singt und springt, kommt, pfeift und trombt!
Alleluja, alleluja! Von Jesus singt und Maria!
(EG 1996, Liednummer 541)

In religiösen Gebeten, Liedern und in Wiegenliedern lassen sich besonders viele Vokale finden, die Gefühle von Geborgenheit, Vertrauen und Wohlbefinden auslösen, z. B.: *Ave Maria, Wohl denen, die da wandeln, Guten Abend, gut Nacht, La, le, lu, nur der Mann im Mond schaut zu, Adon Olam, Allah Akbar.*

Neben den Vokalen haben auch die Verniedlichungen von Worten (Diminutive) einen kosenden Charakter. Welche Endungen verwendet werden, richtet sich nach der Sprachregion. Es sind z. B. die Endungen auf „chen" wie *Schätzchen, Mariechen, Wehwehchen, Stündchen* oder auf „i" wie in *Hansi, Mausi* oder das schwäbische „le" in *Häusle, Mädle*, das „li" in der Schweiz in *Häusli, Röstli*, oder in Österreich das „erl" wie *Sackerl, Zuckerl, Busserl*.

Ännchen von Tharau ist's, die mir gefällt.
Sie ist mein Reichtum, mein Gut und mein Geld.
Ännchen von Tharau hat wieder ihr Herz
auf mich gerichtet in Lieb und in Schmerz.
Ännchen von Tharau, mein Reichtum, mein Gut,
du meine Seele, mein Fleisch und mein Blut.
(www.lieder-archiv.de/aennchen_von-tharau_notenblatt_300355.html,
08.05.2017)

Schlaf, Kindlein, schlaf!
Der Vater hüt' die Schaf
Die Mutter schüttelt's Bäumelein,
da fällt herab ein Träumelein.
Schlaf, Kindlein, schlaf!

> *Ach Herr, lass dein lieb Engelein*
> *(www.lieder-archiv.de/schlaf_kindlien_schlaf-notenblatt_300706.html,*
> *08.05.2017)*
>
> *Ach Herr, lass Dein lieb Engelein*
> *Am letzten End die Seele mein*
> *In Abrahams Schoss tragen,*
> *Den Leib in seim Schlafkämmerlein*
> *Gar sanft ohn eigne Qual und Pein*
> *Ruhn bis am jüngsten Tage!*
> *Alsdenn vom Tod erwecke mich,*
> *Dass meine Augen sehen dich*
> *In aller Freud, o Gottes Sohn,*
> *Mein Heiland und Genadenthron!*
> *Herr Jesu Christ, erhöre mich,*
> *Ich will dich preisen ewiglich!*
> *(www.musicalion.com/de/scores/noten/23/johann-sebastian-bach/223/ach-herr-laß-dein-lieb-engelein-choral, 08.05.2017)*

In einer Schulung haben sich die türkisch-muslimischen Mitarbeiter/innen ihre Sprache im Hinblick auf diese Erkenntnisse angeschaut und sie meinten, „ü" mache glücklich. Das ist jedoch nicht nur im Türkischen so, sondern auch in dem Lied:

> *Alle Knospen springen auf,*
> *fangen an zu blühen.*
> *Alle Nächte werden hell,*
> *fangen an zu glühen.*
> *Knospen blühen, Nächte glühen.*
> *(Ludger Edelkötter)*

Das Wissen um Vokale, die Wohlbefinden auslösen oder Verniedlichungen, die kosen und nicht abwerten, kann man bei der Wahl der Lieder berücksichtigen. Sie können aber auch in ganz alltäglicher Sprache die Begegnung fördern:

BEISPIEL | **Blick in die Praxis**

Eine Teilnehmerin des Forschungsprojektes erzählte nach der Schulung, in der diese phonetischen Erkenntnisse ausgetauscht wurden, begeistert folgende Erfahrung:
„Wir haben auf unserem Wohnbereich einen Herrn, der sehr unfreundlich ist. Er läuft viel über den Wohnbereich und wird schnell aggressiv. Wenn ich zum Nachtdienst komme, begrüße ich ihn in der Regel mit: „Guten Abend Herr Kunze!" Er reagiert in der Regel nicht. Jetzt bin ich an einem Abend gekommen, habe ihn gesehen und gerufen: „Ah, Herr Kunze!" Er öffnete die Arme, strahlte mich an und kam auf mich zu."

Das scharfe Schwert der Musik

Musik löst Gefühle aus und führt in Stimmungen hinein, daher muss man sensibel und achtsam mit der Musik umgehen. Sie kann Freude und Lebensmut wecken, Traurigkeit auslösen, aber auch verärgern und unruhig machen. Für einen ressourcenorientierten Einsatz von Musik bei alten Menschen setzt sich die im Jahr 2009 gegründete Deutsche Gesellschaft für Musikgeragogik ein, die in Forschung und Praxis Musik im Alter fördert (www.dg-musikgeragogik.de). Einer ihrer Begründer, der Musikwissenschaftler am Fachbereich Sozialwesen der Fachhochschule Münster, Hans Hermann Wickel, spricht vom „scharfen Schwert der Musik". Er sensibilisiert mit dieser Metapher für den achtsamen Umgang mit Musik (Wickel 2013, Wickel/Hartogh 2011).

Im Sinne der Prinzipien der Basalen Stimulation sollte sie bewusst, für eine begrenzte sinnvolle Zeit und biografiebezogen gewählt werden. Eine Dauerbeschallung, wie sie sich auf manchen Wohnbereichen in Pflegeeinrichtungen findet, zudem mit einem Radiosender, der eher der Kultur der Pflegenden als der der Bewohner/innen entspricht, schadet mehr als sie nützt. Ebenso verhält es sich mit dauerhafter Musik oder dem laufenden Fernseher im Zimmer von Bewohner/innen, wenn sie dies nicht selber regulieren können. Es kann sein, dass Begleitende die Stille nicht aushalten können und daher eine Geräuschkulisse anbieten, die mit echter Lebendigkeit nicht viel zu tun hat, sondern sogar den Rückzug nach innen von Menschen mit Demenz verstärken kann.

Musik ist Lebensgeschichte, Gefühl und Erinnerung. Mit dieser Wertschätzung sollte sie angeboten werden von allen, die mit einem Menschen mit Demenz zusammen sind.

Achtsame und geschulte therapeutische Begegnungen mit Musik können heilsam sein und eine tiefe Verbundenheit mit sich und den anderen auslösen.

> **BEISPIEL**
>
> **Spirituelles Einssein im Gleichklang (des Jodelns)**
>
> Als ich das Zimmer der Bewohnerin Fr. R. betrete, sind bereits zwei meiner Kolleginnen am Bett von Frau R.
> Sie haben sie bereits „eingestimmt". Ich begrüße Frau R. mit ihrem persönlichen Begrüßungslied. Sie nimmt mich noch nicht wirklich wahr, schaut von einer Person zur anderen. Wir erzählen über die Wandergruppe, an der Fr. R. früher teilgenommen hat. Ich erinnere an ihre Wanderurlaube, die sie so geliebt hat.
> Dazu stimme ich einen Jodler an. Fr. R. schaut mich nun ganz gezielt an. Als ich den Jodler wiederhole, geht ein Aufleuchten über ihr Gesicht, sie strahlt wie eine Sonne, wirkt belebt und fröhlich, genießt den Augenblick in der Musik und der Erinnerung. Beim Abschiedslied ist sie wieder „weiter weg". (Logbucheintrag einer Teilnehmer/in des Forschungsprojektes „Spirituelle Begleitung von Menschen mit Demenz im Kontext von Palliative Care im Altenpflegeheim".)

5 Spiritual Care in der Sterbebegleitung

Wenn Demenz eine Art ist, sich aus dem Leben zu verabschieden und sich in sich zurückzuziehen, dann ist es meist ein langsamer Weg aus dem Leben. Er gleicht einer Wanderung durch die vertrauten und vielleicht seit langem nicht besuchten Zimmer des eigenen Lebenshauses. Die Erinnerungen, die dort aufbewahrt sind, kommen hervor mit ihren schönen, freudigen und liebevollen Bildern, aber auch die schmerzhaften, traurigen und ängstigenden Erinnerungen treten wieder in Erscheinung und ein Mensch mit Demenz erlebt beides recht unmittelbar.

> *„Jeder stirbt seinen eigenen Tod – wenn man sie oder ihn denn lässt."*
> (Heller/Gronemeyer 2014)

Es gibt eine wichtige Frage, die man sich in der Sterbebegleitung immer wieder stellen sollte: Wer leidet gerade? Wer hat Angst? Wer hat Schmerzen und kann eine Situation nicht ertragen? Ist es der betroffene Mensch oder sind es die Begleitenden und Angehörigen?

Ein Sterben in Ruhe und Frieden ist die Sehnsucht von vielen Menschen und auch von den An- und Zugehörigen. Der Wunsch, dass nichts mehr offen ist, dass ein Lebenskreis sich geschlossen hat, ist verständlich, weil er einen mit dem gelebten Leben und so auch mit dem Tod versöhnen kann.

Doch es gibt auch die Erfahrungen des Todeskampfes, des unversöhnten Sterbens. Vielleicht sind dann Dinge offen geblieben, die Schmerzen des Lebens nicht zum Ende hin geheilt. Vielleicht sind die Lebensumstände des Menschen nicht an seinem Wohlbefinden orientiert. Vielleicht entspricht es auch dem Wesen eines Menschen, die Dinge nicht aus der Hand zu geben, zu kämpfen und Widerstand zu leisten, weil er nicht einverstanden ist mit dem, was passiert, und so seine Würde im Widerstand fühlt. Jedes Leben und jedes Sterben verdienen Respekt und sollten auch nach dem Tod dem Gestorbenen gehören. Ich meine damit, dass wir Über-Lebenden einen Weg suchen, mit dem Sterben und Tod anderer zurechtzukommen und dabei auch das Geheimnisvolle des Sterbens ertragen müssen.

94 Spiritual Care in der Sterbebegleitung

Lesen Sie bitte die drei folgenden Texte und erinnern Sie sich an eine Situation, in der Sie Zeugin oder Zeuge des Sterbens oder Todes eines Menschen waren. Was haben Sie gedacht und gefühlt? Wie haben Sie ein „Verhältnis" zum Sterben und Tod des Menschen gefunden?

Tab. 5.1: Drei Texte im Vergleich

„Mondnacht Es war, als hätt der Himmel Die Erde still geküßt, Daß sie im Blütenschimmer Von ihm nun träumen müßt'. Die Luft ging durch die Felder, Die Ähren wogten sacht, Es rauschten leis' die Wälder, So sternklar war die Nacht. Und meine Seele spannte Weit ihre Flügel aus, Flog durch die stillen Lande, Als flöge sie nach Haus." Joseph von Eichendorff	„Es gibt nichts, was uns die Abwesenheit eines uns lieben Menschen ersetzen kann und man soll das auch garnicht versuchen; man muß es einfach aushalten und durchhalten; das klingt zunächst sehr hart, aber es ist doch zugleich ein großer Trost; denn indem die Lücke wirklich unausgefüllt bleibt, bleibt man durch sie miteinander verbunden. Es ist verkehrt, wenn man sagt, Gott füllt die Lücke aus; er füllt sie garnicht aus, sondern er hält sie vielmehr gerade unausgefüllt, und hilft uns dadurch, unsere echte Gemeinschaft – wenn auch unter Schmerzen – zu bewahren. Ferner: je schöner und voller die Erinnerungen, desto schwerer die Trennung. Aber die Dankbarkeit verwandelt die Qual der Erinnerung in eine stille Freude. Man trägt das vergangene Schöne nicht wie einen Stachel, sondern wie ein kostbares Geschenk in sich." Dietrich Bonhoeffer (Brief vom 24.12. 1943 im Gefängnis Tegel)	„Ich habe Angst vor dem, was kommt. Ich spüre, dass ich es nicht festhalten kann und mir das Wertvolle durch die Finger rinnt. Ich möchte so gerne kämpfen und alles tun, was in meiner Macht steht. Es nimmt mir den Atem, wenn ich spüre: hier bin ich an meinen Grenzen. Zwischen Hoffen und Bangen fließt meine Lebensenergie dahin. Ich suche nach Halt und Gewissheit, fühle aber, wie der Boden unter mir schwankt. Reich' mir eine Hand und halte mich. Mein Herz sehnt sich nach Ruhe und Sicherheit für den nächsten Schritt." Carmen Birkholz

Letztlich wissen wir recht wenig vom Sterben. Es bleibt das letzte und große Geheimnis. Daher möchte ich nicht zu vollmundig von den Bedürfnissen sterbender Menschen mit Demenz sprechen. Die Ansichten, die darüber geäußert werden, haben viel mit denen zu tun, die darüber sprechen.

Diese Zurückhaltung ist wichtig, um nicht übergriffig auf den Sterbeprozess eines Menschen einzuwirken und um sich der eigenen Bedürfnisse als Begleitende bewusst zu sein. Gerade in Institutionen ist man versucht und sieht sich durch Kontrollgremien wie z. B. den MDK (Medizinischer Dienst der Krankenkassen) gezwungen, das Sterben „qualitätsorientiert" und „standardisiert" zu organisieren. Spiritual Care hat hier die Aufgabe, auf die Zerbrechlichkeit des Lebens hinzuweisen, die sich im Sterbenden zeigt. Begleitende haben so die Aufgabe, „Wächter/innen" am Sterbebett zu sein, die den Sterbenden Schutz bieten. Am Sterbebett geht es radikal um die Sterbenden. Dass sie ihren eigenen Tod sterben können, der nicht nach Standards verläuft, ist Grundhaltung der Hospizbewegung (Kap. 1.2). Dieser Schutz muss immer wieder eine Balance finden zwischen entlastenden medizinischen und pflegerischen Maßnahmen, der menschlichen und spirituellen Zuwendung und dem „in Frieden lassen" der Sterbenden, damit sie sich auf sich selbst und den eigenen Weg, die eigene Reise, einlassen können.

Es gibt die *medizinische Sterbebegleitung*, deren Aufgabe es ist, vermeidbare Schmerzen und belastende Symptome zu lindern. Die Aufgabe der *pflegerischen Sterbebegleitung* ist es, medizinische Verordnungen umzusetzen und für den Körper und die Seele entlastende Hilfestellungen einer achtsamen Pflege zu bieten, wie es in der Basalen Stimulation oder der Mäeutik der Fall ist. *Psychische Sterbebegleitung* nimmt den Prozess des Abschieds mit seinen möglichen Ängsten wahr, unterstützt jedoch auch die Hoffnung und Zuversicht, die ein Mensch im Sterben haben kann. Nähe und Vertrautheit, geteilte Erinnerungen und Vorlieben, aber auch das Teilen von schmerzhaften Erfahrungen können in der *sozialen Sterbebegleitung* gegeben werden. Vertrautheit gewinnen Menschen aus den Gewohnheiten und Ritualen ihrer Kultur, so dass die *kulturelle Sterbebegleitung* einem Menschen ein Gefühl von Heimat geben kann. Die *spirituelle oder religiöse Sterbebegleitung* vermittelt ein Aufgehobensein in einem Großen und Ganzen, vermittelt eine Haltung von Vergebung, Frieden, Hoffnung und Zukunft durch Worte, Gesten und Rituale. (Birkholz 2016a, 2016b)

Diese Aufteilung der Sterbebegleitung ist in Bezug auf das ganzheitliche Erleben eines Menschen künstlich, aber es soll die Vielschichtigkeit des Sterbens deutlich machen. Sterben ist kein rein körperlicher Vorgang, sondern ein komplexes Abschiednehmen vom Leben als Ganzem. Welche Dimensionen für die Sterbenden im Vordergrund stehen, bestimmen sie selbst und müssen von den Begleitenden wahr- und ernstgenommen werden.

Der Tod ist in allen Religionen und Kulturen ein Thema. In Bezug auf die spirituellen und religiösen Vorstellungen von Sterben und den Tod sind sie zurückhaltend und wahren den Charakter des Geheimnisses; etwas, was den Lebenden verschlossen ist. Es gibt Bilder, Geschichten, Rituale und Symbole die den Übergang vom Leben in den Tod begleiten und sich eine Vorstellung machen von dem, was dann kommen mag. (Heller 2012)

Diese Vorstellungen nennt man Jenseitsvorstellungen. Sie sind kulturell geprägt, denn Religion ist immer auch Teil einer gesamten Kultur.

In den Religionen ist Sterben ein Prozess und der Tod kein punktuelles Ereignis. Mittelalterliche Bilder zeigen wie die Seele als menschliche Figur aus dem Mund des Sterbenden entweicht und zum Teil von einem Engel empfangen wird. Im tibetischen Buddhismus geschieht das Sterben über Tage und wird mit der Totenwache und Ritualen begleitet.

In unserer interkulturellen Welt mischen sich die Vorstellungen der jüdischen, christlichen, muslimischen und buddhistischen Religionen mit esoterischen Vorstellungen.

Alle eint, dass der Tod einen Übergang markiert. Ebenso ist allen eigen, dass in Gegenwart der Sterbenden nichts Belastendes gesagt oder getan werden soll, sondern dass man ihnen Erleichterung verschafft und ihren Weg möglichst entlastet. Dieses Ethos findet sich auch in den Moralvorstellungen der Menschen wieder, die z. B. einen Streit am Sterbebett als verletzend empfinden oder in der Haltung, dass man über Tote nicht schlecht spricht.

Sterben ist das letzte große Loslassen, das geschieht. In Spiritual Care ist dieses Loslassen ein Freilassen hin zu etwas Neuem, in eine unbekannte, aber erhoffte Zukunft, von der niemand sagen kann, wie sie sein wird. Alle Religionen thematisieren diese Zukunft und gestalten Rituale für diesen Übergang. Sie sorgen sich auch in der Trauerbegleitung um die Hinterbliebenen, die „Verlassenen" und „Zurückgelassenen". Ja, es geht ums Lassen, ums Zulassen dessen, was ist. Spiritual Care kann und möchte diesem Lassen einen Halt geben.

6 Spiritualität der Religionen

Die spirituellen Bedürfnisse eines Menschen hängen sehr von seiner religiös-kulturellen Prägung ab. Daher kann man nicht von grundsätzlichen spirituellen Bedürfnissen sprechen, sondern muss nach dem spirituell oder religiös geprägten *Lebensgefühl* eines Menschen fragen.

Im Folgenden beschreibe ich Grundzüge einiger Religionen und Konfessionen, mit dem Blick auf das, was Menschen für ihre Spiritualität wichtig sein kann. Es handelt sich dabei um eine Auswahl mir wichtig erscheinender *religiöser Prägungen*, die derzeit die meisten Menschen betreffen, die mit Demenz in Einrichtungen und Diensten der Pflege begleitet werden und mit denen ich persönlich Erfahrungen habe. Diese Art der Annäherung an die *spirituelle Biografie* gilt auch für weitere Religionen oder Lebensentwürfe. Religiöse Prägung ist *Heimat* und dieses Gefühl begleitet den Menschen ein Leben lang. Mir selber ist beim Schreiben dieses Buches bewusst geworden, wie sehr ich in der protestantischen Tradition von Kindheit an geprägt bin.

Im Laufe meines Lebens habe ich aus vielen anderen „Spiritualitäten" für mich Glaubwürdiges hinzugenommen, aber in „meinem Protestantismus" fühle ich mich zuhause. Das heißt nicht, dass alle Protestant/innen sich in meinen Worten wiederfinden werden, aber mit ihnen könnte ich mich „streiten" wie mit Geschwistern, vielleicht auch kontrovers ohne das Gefühl zu haben, „aus der Familie zu fallen".

Manchmal wird zu schnell gesagt: „Wir glauben doch alle an den gleichen Gott." Ja, das denke ich auch, aber wir haben nicht alle die gleiche spirituelle Heimat. Wir können uns als Freund/innen begegnen und auch als Menschengeschwister, aber die Feinheit der eigenen Kultur kann doch bedeutsam sein und baucht Respekt und Einfühlungsvermögen, um nicht unachtsam religiöse Gefühle zu verletzen.

Hinzu kommt, dass sich die spirituelle Praxis der Menschen sehr individualisiert hat. Das betrifft alte Menschen und vor allem die jungen, die in Pflege und Begleitung tätig sind. Die folgenden Kapitel können Ihnen Ideen und Orientierung geben, um an die Betroffenen oder ihre An- und Zugehörigen gezielte Fragen stellen zu können. Es ist immer wichtig, sich im Gespräch über die Bedeutung, die Texte, Symbole und Rituale für bestimmte Personen haben, zu verständigen, um nicht den eigenen, vielleicht klischeehaften, Vorstellungen zu folgen.

Wenn die Menschen, die zu einem Menschen mit Demenz gehören, die An- und Zugehörigen, die religiöse Sorge nicht selbst übernehmen, werden Sie sie vielleicht mit dem Wesentlichen der Religion vertraut machen können.

Wenn eine Verständigung nicht mehr möglich ist und es niemanden gibt, der zur religiösen Biografie etwas aussagen kann, ist eine achtsame Haltung wichtig. Die spirituelle Dimension in der Begleitung sollte auch hier sensibel wahrgenommen werden mit einer Aufmerksamkeit für die Reaktionen der Betroffenen.

6.1 Jüdische Spiritualität

„Ich finde, wenn man wissen will, was der Sinn des Lebens ist, muss man sich eine Katze ansehen. Eine Katze, die den ganzen Tag schläft. Da weiß man, dass der Sinn des Lebens einfach das Leben ist."
(Radisch 2015, 297)

Das Judentum ist eine sehr alte Religion und vor ca. 3500 Jahren im Nahen Osten entstanden. Sie ist die kleinste der „Weltreligionen". Jüdinnen und Juden leben weltweit verstreut. Für ihre Identität als Volk Gottes ist das Land Israel wichtig und verbindend. In der Shoa, dem Völkermord an den Jüdinnen und Juden wurden durch den deutsch-österreichischen Nationalsozialismus von 1941–1945 mehr als sechs Millionen europäische Jüdinnen und Juden ermordet. Diese menschliche Katastrophe der Verfolgung und massenhaften Ermordung traumatisierte die Jüdinnen und Juden und hat Folgen für die hochbetagten Menschen, besonders, wenn sie von einer Demenz betroffen sind und dadurch alten Erinnerungen schutzlos ausgeliefert. Hier spielt die spirituelle Sorge eine besondere Rolle.

BEISPIEL

Blick in die Praxis

„Seit vier Jahren versuche ich in die Welt von Hr. N. einzutauchen. Das ist nicht leicht, weil er nicht mehr in ganzen Sätzen spricht. Wie üblich treffe ich Hr. N. im Rollstuhl sitzend an. Seine Beine sind sehr schwach. Er ist untergewichtig, aber immer in Bewegung. Er schwingt seinen Oberkörper vor und zurück, immer und immer wieder. Dabei macht er ein lautes Geräusch, ‚Uuhhh'. Ich höre Angst im Ton seiner Stimme. Er macht diese Bewegung nur, wenn er in seinem Rollstuhl sitzt, niemals im Bett, im Bad oder in einem Sessel sitzend. (…) Nach einer längeren

> Reihe von Besuchen wird mir klarer, was Hr. N's immer gleiche Bewegung ausdrücken könnten. Mit Hilfe seines Körpers versetzt sich Hr. N. in eine Phase seines Lebens vor ca. 60 Jahren. Seine Körperbewegungen bringen die beständigen Erinnerungen einer Zugfahrt aus der Vergangenheit zurück. Als ich ihn im Dialekt frage, ob der Schaffner schon dagewesen sei, antwortet er: ‚Na, no need' (Nein, noch nicht); ob er seine Fahrkarte habe? ‚Do brauchst kann Fahrschein'. ‚Hat der Zug gar keinen Schaffner'? frage ich ihn. ‚Na, der hat kann', antwortet er mit Überzeugung. Am Schluss wurde es klar: der Zug ist schaffnerlos und hat auch keinen Speisewagen. (…) Er fährt in ein Vernichtungslager der Nazis. Herr N. hat den Horror überlebt." (de Klerk-Rubin / Sramek 2002, 67)

Spiritual Care mit Jüdinnen und Juden muss sehr sensibel mit den Verwundungen umgehen, denen die Betroffenen in ihrer Demenz schutzlos ausgeliefert sind und die zum Lebensende hin geheilt werden wollen, wie Naomi Feil sagt. (Kap. 3.2)

Große Themen der Betroffenen und ihrer Begleitenden sind Schutz, Scham und Schuld.

In Deutschland sind etwa 120.000 Jüdinnen und Juden in 106 Gemeinden organisiert, die durch den Zentralrat der Juden verbunden sind. Zudem gibt es 25 Gemeinden liberaler Jüdinnen und Juden, die über die UPJ (Union Progressiver Juden) organisiert sind. www.zentralratdjuden.de

Darüber hinaus leben ca. 100.000 nicht organisierte Jüdinnen und Juden in Deutschland, die entweder keine Gemeindemitglieder sein wollen oder nicht anerkannt sind, weil sie patrilineare (in der Linie des Vaters) Juden sind, d. h., dass sie in der ehemaligen Sowjetunion als Juden galten und hier von den Rabbiner/innen nicht anerkannt werden.

Eine große Veränderung gab es in den Gemeinden, als seit den 1990er Jahren, nach dem Ende des Kalten Krieges, der Zuzug von ca. 220 000 Jüdinnen und Juden aus den GUS-Staaten der ehemaligen Sowjetunion begann. Die Gemeinden wuchsen rasant und der Anteil der osteuropäischen Mitglieder in den jüdischen Gemeinden liegt nun zwischen 70% in Berlin und 90–100% in den anderen Gemeinden der Bundesrepublik. Sie brachten in die Gemeinden ihre kulturelle Prägung hinein und ihre Sprachen.

Als Jüdin oder Jude wird man geboren. In der Regel gibt die Mutter die Religion weiter. Es gibt auch Traditionen, die die mütterliche und väterliche Weitergabe vertreten, aber in Deutschland gibt es keine Gemeinde, die „Vaterjuden" aufnimmt.

Es ist möglich, ins Judentum überzutreten. Man spricht dann von konvertieren, d. h. die jüdische Gemeinde nimmt jemanden auf, der oder die zuvor nicht Jude oder Jüdin gewesen ist. Man kann aus dem Judentum nicht austreten oder sein Geburtsrecht verlieren, z. B. weil man nicht nach den Traditionen und Weisheiten lebt. Dies ist wichtig für das Lebensgefühl von Jüdinnen und Juden: man kann aus der Glaubensgemeinschaft nicht herausfallen.

Die heiligen Schriften, die dem Judentum zugrunde liegen, sind die Thora, die geoffenbarte Lehre, die eine schriftliche Tradition hat, die Fünf Bücher Mose (Pentateuch) und eine mündliche Tradition, die Mischna und den Talmud. Zudem gibt es die Halacha, das jüdische Religionsgesetz, das wörtlich „der Weg" bedeutet und ein gelungenes jüdisches Leben im Blick hat. Die hebräische Bibel haben die Christ/innen als „Altes Testament" oder heute eher „Erstes Testament" übernommen.

Eins der wichtigsten religiösen Symbole ist der siebenarmige Leuchter, die Menora, die sich auch im israelischen Staatswappen findet. Mose sollte, als ihm die Gesetzestafeln vom Berg Sinai übergeben wurden, auch einen Leuchter für das Heiligtum fertigen. Die Menora hatte ihren Platz im Tempel in Jerusalem.

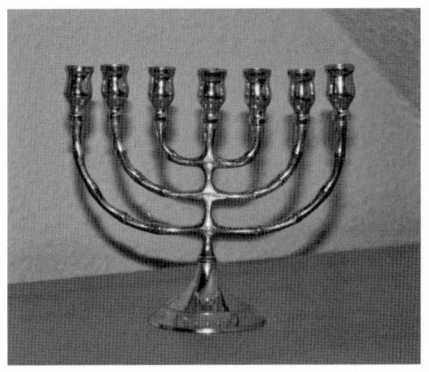

Abb. 6.1: Menora im Wohnzimmer einer jüdischen Familie.

Es gibt viele Vorschriften, die als Richtschnur für ein gutes Leben dienen sollen. Ein wichtiger Aspekt betrifft das Essen. Die Speisevorschriften und die Lebensmittel, die nach diesen Vorschriften bereitet werden, heißen „koscher", ebenso muss die Küche mit ihren Töpfen, dem Geschirr etc. koscher sein. So darf z. B. ein Mensch kein Blut essen, da das Blut als Sitz des Lebens gilt. Zudem essen die gläubigen Jüdinnen und Juden kein Schweinefleisch, da es als unrein gilt, und auch keine Schalentiere. Essen hat eine wichtige Bedeutung, da es wesentlich für das Leben und die Gemeinschaft ist.

Es gibt drei Hauptrichtungen im Judentum: Das orthodoxe Judentum, das konservative, bzw. liberale Judentum und das Reformjudentum. Verbindend in jüdischer Spiritualität ist eine starke Diesseitsbezogenheit. Für Jüdinnen und Juden ist das Leben im Hier und Jetzt entscheidend und ein Leben nach dem Tod ist für die meisten nicht von Bedeutung. Der Rabbiner Lawrence Kushner meint:

„Was wir suchen, liegt nicht in der Vergangenheit und nicht in der Zukunft. Es ist genau da, wo wir sind". (Kushner 2001, 66)

Das Leben ist eine Leihgabe Gottes und heilig. Daher muss alles getan werden, was das Leben erhält. So kann es in der heutigen Zeit, in der die Intensivmedizin das Leben verlängern kann, zu Konflikten kommen und die Verfassung von Patientenverfügungen, die lebensverlängernde Maßnahmen ablehnen, ist für Jüdinnen und Juden ggf. problematisch.

Die Basis ethischer Werte ist das Gebot: „Liebe deinen Nächsten, denn er ist wie du." (ומכ רערל תבהאו) (3. Buch Mose, Kap. 19, Vers 18, Lutherbibel 1999, AT, 123) (www.jcrelations.net/denn_er_ist_wie_du____Einer_alten__bersetzung_auf_die_Spur_kommen.2282.0.html?L=2, 08.05.2017)

Gerechtigkeit (Zedek קדצ) und Wohltätigkeit (we'Zedakah הקדצו) sind Leitmotive jüdischer Moral, die sich auf alle Lebensbereiche beziehen. Aus dem Judentum heraus gibt es keine gesonderte Spiritual Care und keine spezielle Sterbebegleitung, weil Wohltätigkeit immer ein Auftrag ist, um welche Unterstützung es sich auch handelt.

Die jüdische Tradition stellt sich die Frage nach der Herkunft und dem Sinn von Leiden und hat verschiedene Antworten: Sie sieht in ihm eine Strafe für Sünden und es dient der Buße. So soll Leiden den Menschen näher zu Gott bringen. Leiden wird auch als Ausdruck der Liebe Gottes für die Rechtschaffenden, wie eine Prüfung gesehen und sie ist das höchste Ziel für die, die Gott dienen. Leiden in dieser Welt wird als Mittel der Läuterung gesehen, um das Leben in der künftigen Welt zu erlangen. So wird Leiden im Judentum in das Menschsein und in die Beziehung zu Gott integriert.

In Bezug auf alte Menschen mit Demenz gilt die grundlegende hohe Wertschätzung, die dem alten Menschen aufgrund seiner Lebenserfahrung und Weisheit entgegengebracht wird. Eine respektvolle Haltung alten Menschen gegenüber gilt als Zeichen eines Lebens, das mit Gott im Einklang ist. (Heller 2012, 90)

Die Dauer des Lebens ist begrenzt, aber nicht der Wert des Lebens. So kann es in jüdischer Ethik keine Abwertung des Menschen mit Demenz geben, denn er fällt auch in dieser Verfassung aus der Ebenbildlichkeit mit Gott nicht heraus.

Ist ein Mensch krank und auf Hilfe angewiesen, so ist der Krankenbesuch eine religiöse Pflicht, eine Mizwa, für die es zahlreiche konkrete Anweisungen gibt. Der hebräische Name für den Krankenbesuch ist Bikur Cholim.

Ein Gespräch mit einer oder einem bettlägerigen Kranken soll auf Augenhöhe geschehen. Keinesfalls sollte der/die Besucher/in stehen. Die Themen sollen aufheitern und dem Leben zugewandt sein, so dass die Kranken nicht weiter betrübt werden, sondern ihr Lebensmut geweckt wird. Dies gilt auch für den Besuch von schwer kranken Menschen. Heiterkeit und Hoffnung sollen in jedem Fall vermittelt werden. Wichtiger als Worte, können oft ein Händedruck, das Zurechtrücken eines Kissens oder das Hinzubringen von Dolmetscher/innen sein.

Es ist gute jüdische Praxis, das zu sehen, was im Leben und in der Situation zu tun ist. Es ist ein Tabu, über das Sterben zu sprechen und Sterbende mit ihrem Sterben zu konfrontieren. Strenggenommen, gibt es „Sterbende" nach jüdischem Verständnis auch nicht. Es gibt Lebende und Tote. Das Sterben als eigene definierbare Lebensphase, die ein eigenes Verhalten verlangen würde, gibt es nicht; somit auch keine eigene Sterbebegleitung. Dem Lebenden zu geben, was gut ist und in der Situation Not tut, ist die Mizwa, die religiöse Liebespflicht, die als gottgefällig angesehen wird. Diese Liebestaten werden im Laufe des Lebens gesammelt und den Gläubigen vor Gott angerechnet. Wichtig ist, dass sie nicht aus Eigennutz geschehen, um *für sich* eine Mizwa zu tun, sondern dass sie mit lauterem Herzen dem Kranken dienen. Im Judentum heißt es, „jeder Besucher nimmt dem Kranken einen sechzigsten Teil seines Leidens ab." (De Vries 2014, 277)

Leiden zu teilen, gilt im Judentum als heilsam. Dennoch darf der Besuch nicht aufgezwungen werden und soll nicht störend sein. Die Lebenden, die sich dem Tod nähern, sollen unterstützt werden, unerledigte Angelegenheit zu regeln und mit sich, den Mitmenschen und Gott ins Reine kommen. Sie werden aufgefordert, das Sündenbekenntnis zu sprechen, das beim jährlichen Versöhnungsfest, dem Jom Kippur, gesprochen wird.

Bekenntnis des Sterbenden
„Ich bekenne vor dir, Ewiger, mein Gott und Gott meiner Väter, dass meine Heilung und mein Tod in deiner Hand sind.
Es sei dein Wille, mich mit vollkommener Heilung zu heilen.
Aber wenn der Tod deinerseits unbedingt beschlossen ist, nehme ich ihn gerne aus deiner Hand.
Und mein Tod sei Sühne für alle Verfehlungen, Vergehen und Freveltaten, mit denen ich vor dir gefehlt, mit denen ich mich vergangen und gefrevelt habe.
Und mögest du mir Überfluß gewähren aus deiner großen Güte, die für die Frommen aufbewahrt ist, und mich den Weg des Lebens erkennen lassen.
Fülle der Freude bei deinem Angesicht und Wonnen zu deiner Rechten ewiglich.
Vater der Waisen und Richter der Witwen, schütze meine teuren Verwandten, mit deren Seele meine Seele verbunden ist.
In deine Hand befehle ich meinen Geist.
Du hast mich erlöst, wahrhafter Gott.
Amen und Amen." (Heller 2012, 97)

Im Anschluss an das Sündenbekenntnis nimmt der Sterbende Abschied und segnet seine Kinder. Wichtig ist, dass der/die Sterbende immer wie ein Lebender behandelt wird, solange der Sterbemoment nicht sichtbar ist.

In der wahrnehmbaren Sterbestunde beten die Angehörigen die jüdischen Sterbegebete wie z. B. das Adon Olam, das auch als Lied sehr bekannt ist.

Adon Olam	**Herr der Welt**
Adon olam, asher mal-ach,b'terem kol y'tzir nivra. L'et na'asah v'cheftzo kol, azai melech sh'mo nikra. V'acharey kichlot hakol, l'vado yimloch nora. V'hu haya, v'hu hoveh, v'hu yih'yeh b'tifara. V'hu echad, v'eyn sheni l'hamshil lo, l'hachbira. B'li reishit, b'li tachlit, v'lo ha'oz v'hamisrah. V'hu Eli, v'chai go'ali, v'tzur chevli b'et tzarah. V'hu nisi umanos li, m'nat kosi b'yom ekra. B'yado afkid ruchi b'et ishan v'a'irah. V'im ruchi g'viyati, Adonai li v'lo ira.	*Herr der Welt welcher regiert bevor alles geschaffen war. Als durch seinen Willen alles entstand, dann sein Name wurde König genannt und nachdem aufhören wird das All wird er allein regieren. Und Er war und Er ist und Er wird sein in Herrlichkeit. Und Er ist einzig und kein Zweiter ist ihm zu vergleichen zuzugesellen ohne Anfang ohne Ende und ihm ist die Macht und die Herrschaft. Und Er ist mein Gott und es lebt mein Erlöser und der Fels meines Anteils zur Zeit der Not. Und Er ist mir Schutz und Zuflucht, der gibt den Becher an dem Tag ich rufe. In seine Hand empfehle ich meinen Geist, dann wenn ich schlafe und erwache und mit meinem Geist meinen Körper, der Ewige ist für mich und nicht ich fürchte mich.*

www.zwst-hadracha.de/cms/documents/11419/de_DE/Schiron%202011%20 mit%20Schabbatlieder.pdf, 5.04.2017

Beim Eintritt des Todes sprechen die Anwesenden sieben Mal das jüdische Grundbekenntnis, das Sch'ma Jisrael (לְאָרְשִׁי עַמְשׁ): „Adonai elohenu, Adonai echad", d. h.: Höre Israel, der Herr, unser Gott, ist einzig. (5. Buch Mose, Kap. 6, Verse 4–9, Lutherbibel 1999, AT)

> *„Höre, Israel, der Ewige, unser Gott, der Ewige ist einzig! Gelobt sei der Name der Herrlichkeit seines Reiches immer und ewig. Du sollst den Ewigen, deinen*

> *Gott, lieben mit deinem ganzen Herzen und deiner ganzen Seele und deinem ganzen Vermögen. Es seien diese Worte, die ich dir heute befehle, in deinem Herzen. Schärfe sie deinen Kindern ein und sprich von ihnen, wenn du in deinem Haus sitzt und wenn du auf dem Wege gehst, wenn du dich niederlegst und wenn du aufstehst. Binde sie zum Zeichen auf deinen Arm, und sie seien zum Denkband auf deinem Haupte. Schreibe sie auf die Pfosten deines Hauses und deiner Tore!"*

(Tilly 2015, 203)

Ist der Mensch verstorben, reißen die nächsten Angehörigen sich ein Stück der Kleidung ein als Zeichen der Trauer. Um die Toten kümmern sich die ehrenamtlichen Chevra Kaddischa.

Die rituellen Waschungen, das Ankleiden und Einsargen übernehmen für eine Frau Frauen und bei Männern Männer. Die Chevra Kaddischa leisten Unterstützung bei allen Regelungen der Beerdigung. Die Gemeinschaft hält bis zur Beerdigung Totenwache bei den Verstorbenen. Die Verbundenheit mit Israel zeigt sich in dem Ritual, dass den Toten entweder im Sarg oder ins Grab bei der Beerdigung etwas Erde aus dem Heiligen Land Israel mitgegeben wird. Es ist Aufgabe der An- und Zugehörigen das Grab zuzuschaufeln. Die Tradition des Judentums vertritt die leibliche Auferstehung, so dass eine Einäscherung für Jüdinnen und Juden nicht möglich ist. Ein Grab wird auch nur einmal belegt und bleibt auf immer bestehen. Durch die Kremation der ermordeten Jüdinnen und Juden im Nationalsozialismus ist die Einäscherung zudem hoch belastet.

Am Grab beten je nach Tradition, der älteste Sohn oder vornehmlich Männer, die ganze Familie, oder alle als Gebet das Kaddisch (übersetzt: Heilig):

> *„Erhoben und geheiligt, sein großer Name, in der Welt die er erneuern wird.*
> *Er belebt die Toten, und führt sie empor zu ewigem Leben,*
> *Er erbaut die Stadt Jiruschalajim und errichtet seinen Tempel auf ihren Höhen,*
> *Er tilgt die Götzendienerei von der Erde und bringt den Dienst des Himmels wieder an seine Stelle, und regieren wird der Heilige, gelobt sei er, in seinem Reiche und in seiner Herrlichkeit, in eurem Leben und in euren Tagen und im Leben des ganzen Hauses Israel*
> *schnell und in naher Zeit, und sprechet: Amejn*
> *Sein großer Name sei gelobt, in Ewigkeit und Ewigkeit der Ewigkeiten!*
> *Es sei gelobt und verherrlicht und erhoben und gefeiert*
> *und hochgehoben und erhöht und gepriesen der Name des Heiligen, gelobt sei er,*
> *hoch hinaus über jede Lobpreisung und jedes Lied,*

jede Verherrlichung und jedes Trostwort, welche jemals in der Welt gesprochen,
Und sprechet: Amejn
Es sei der Name des EWIGEN gelobt, von nun an bis in Ewigkeit!
Es sei Fülle des Friedens vom Himmel herab, und Leben,
Über uns und über ganz Israel,
Und sprechet. Amejn!
Meine Hilfe kommt vom EWIGEN, dem Schöpfer des Himmels und der Erde.
Der Frieden schafft in seinen Höhen, er schaffe Frieden unter uns und über ganz Israel
Und sprechet. Amejn" (www.talmud.de/artikel/kaddisch.htm, 20.02.2017)

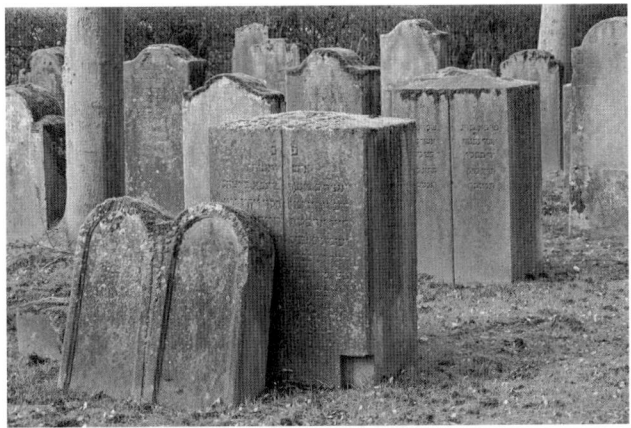

Abb. 6.2: Grabsteine auf dem jüdischen Friedhof in Willich-Schiefbahn.

Es gibt gesonderte jüdische Friedhöfe, die Bet Olam (Haus der Ewigkeit) oder Bet ha-Chajim (Haus der Lebenden). Die Gräber werden mit einem Grabstein versehen, aber es gibt keinen weiteren Grabschmuck. Besucher/innen legen kleine Steine auf den Grabstein. Ausnahmen bilden die russischen Zuwander/innen, sie legen auch Blumen und Gegenstände auf das Grab, sofern es auf dem jeweiligen jüdischen Friedhof erlaubt ist, wie z. B. in Berlin-Weißensee.

Für die Zeit der Trauer bietet die jüdische Tradition eine Fülle an Ritualen und Vorschriften, die durch das erste Trauerjahr führen und Halt geben können.

Für die Spiritual Care von Jüdinnen und Juden ist es wichtig, das religiöse Lebensgefühl des Judentums zu verstehen, zu dem die Zugehörigkeit zum Volk Israel und zu Gott unabdingbar gehört. Die Gemeinschaft wird von einer starken Ethik der Sorgekultur getragen. Die starke Zuwendung zum Leben prägt auch Alter, Krankheit und Sterben. Es gibt viele Jüdinnen und Juden, die nicht in die Synagoge gehen, den Sabbat, der Freitagabend beginnt und bis zum Samstagabend geht, nicht heiligen und viele Vorschriften der Tradition nicht leben. Dennoch sehen sie sich als Jüdinnen und Juden.

Was für einen alten Menschen mit Demenz von Bedeutung ist, wie er oder sie die Religion in Kindheit und Jugend gelebt hat, erfahren Sie von den Angehörigen oder können es sensibel wahrnehmen, wenn Sie etwas über das Judentum wissen. Besondere Achtsamkeit ist nötig bei der Begleitung von Jüdinnen und Juden, die durch den Nationalsozialismus traumatisiert sind oder durch die Diskriminierungserfahrungen und den gesellschaftlichen Antisemitismus, die sie auch später erfahren haben.

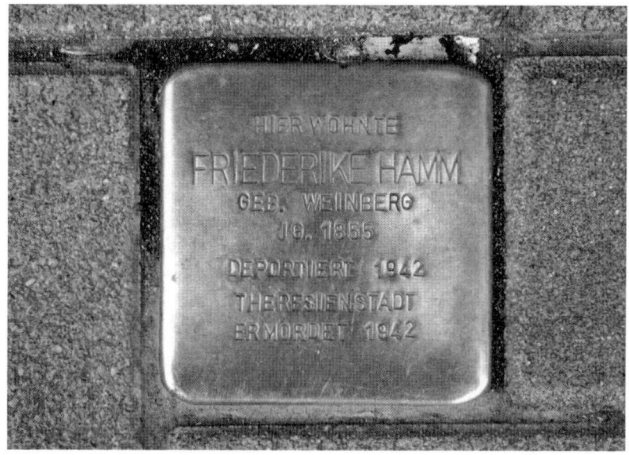

Abb. 6.3: „Stolperstein" des Künstlers Gunter Demnich für die Wuppertalerin Friederike Hamm, die als 87-Jährige deportiert und in Theresienstadt ermordet wurde. Stolpersteine sind eine Kunstaktion zur Erinnerung an jüdische Opfer des Nationalsozialismus.

Dadurch ist die Identität als Jude oder Jüdin mehr als eine Religionszugehörigkeit. Sie ist die Identität, die mit Diskriminierung, Verfolgung und der Ermordung von vielen nahen und fernen Verwandten verbunden ist. So kann es sein, dass die konkrete Religionsausübung für eine Jüdin oder einen Juden nicht von großer Bedeutung ist, aber die Erfahrungen des Antisemitismus und der Shoa des Nationalsozialismus traumatisierende Folgen hatte. Eindrücklich kann man dies in dem Buch „weiter leben" von Ruth Klüger nachlesen, die sehr detailreich und authentisch von sich als Kind in Wien und Jugendliche berichtet, die „per Zufall" das Konzentrationslager (KZ) Auschwitz überlebt. Sie spricht erst im Alter von ihren Schuldgefühlen, überlebt zu haben, wo alle anderen Kinder umgebracht wurden. (Klüger 1993)

BEISPIEL — **Blick in die Praxis**

Herr D., ein älterer Herr mit Demenz, lebt in einem Seniorenzentrum der Arbeiterwohlfahrt. Er wohnt in einem Doppelzimmer, verbringt jedoch die meiste Zeit außerhalb des Zimmers. Am liebsten hält er sich am Ende des Wohnbereiches auf. Dort ist eine Sitzgruppe am Fenster. Er schaut gerne nach draußen und kann den Wohnbereich übersehen. Es kommt immer wieder zum Konflikt mit den Mitarbeitenden, weil er sich nicht versorgen lassen möchte. Mit dem Mitbewohner gibt es Streit, weil er möchte, dass die Zimmertür immer offensteht. Es ist ein Hin und Her beim Schließen und Öffnen der Tür. Die Mitarbeitenden versuchen zu vermitteln, aber der Konflikt bricht schnell wieder aus.
Anlass, eine ethische Fallbesprechung einzuberufen, war ein dramatischer Vorfall: Herr D. schlug mit den Fäusten durch die Scheibe des Schwesternzimmers als eine Schwester Tabletten stellte. Er zog sich Schnittwunden zu. Seine emotionale Aufgebrachtheit hatte in der Situation ein Maß erreicht, das das Team nicht einordnen konnte und sich völlig überfordert fühlte. An der Fallbesprechung nahmen folgende Personen teil: Mitarbeitende aus Pflege und Betreuung, die Wohnbereichsleitung, die Tochter von Herrn D., die Hausärztin.
In der Fallbesprechung trat ein Familiengeheimnis zutage: Herr D. war Geschäftsführer einer Baufirma gewesen. Nach dem Krieg hatte er langsam die Firma aufgebaut und eine Familie gegründet. Er galt als konfessionslos, wenn man ihn fragte. Nach dem Vorfall mit der Scheibe sprach die Tochter mit der älteren Schwester ihres Vaters, die ihr von seiner Deportation als Jugendlicher ins KZ erzählte. Er sei Jude und habe das KZ überlebt. Er wollte nicht, dass jemand von seiner Geschichte erfuhr; er wollte unbelastet und normal leben. Vielleicht sei es jetzt wichtig, das Familiengeheimnis aufzulösen. Sie brachte diese Information mit in die Besprechung.

Es ist für Jüdinnen und Juden schwer vorstellbar, in ein deutsches Altenpflegeheim zu gehen, sich in einer Lebensphase der vielfachen Abhängigkeit Deutschen anzuvertrauen. Zudem löst das Pflegesetting Erinnerungen an KZs aus. Es gibt daher jüdisch geführte Pflegeeinrichtungen, die z. B. zur jüdischen Kultusgemeinde gehören. Die größte Einrichtung in Deutschland befindet sich in Frankfurt. Wie das jüdische Pflegeheim, das „Elternheim der Synagogen-Gemeinde Köln" in Ehrenfeld, schützen sich viele Einrichtungen mit Überwachungskameras und Zäunen vor möglichen antisemitisch motivierten Übergriffen.

Ein Beispiel für die Erfahrungen von Jüdinnen und Juden im Nationalsozialismus ist Ruth Klüger, Jahrgang 1931. Sie hat ihre Kindheit in Wien verbracht, wurde mit ihrer Mutter ins Familienlager Theresienstadt, das zum KZ Auschwitz gehörte, deportiert und überlebte durch einen „unwahrscheinlichen Zufall" (Radisch 2015, 283). Sie emigrierte in die USA und wurde Literaturwissenschaftlerin. Über die Situation, durch die sie überlebte, konnte sie erst im Alter erzählen.

„Die Erinnerungen aus der Lagerzeit sind festgefroren. Für mich war das alles völlig sinnlos. Auch dass ich gerettet wurde, war reiner Zufall. Eine Sache von 15 Minuten, weil ich mich in Auschwitz zwei Mal in die Schlange gestellt habe." (Radisch 2015, 292f.)

Ruth Klüger, die keine fromme Jüdin ist, beschreibt den Moment ihrer Lebensrettung als eine spirituelle Erfahrung:

„Was nun geschah, hängt locker im Raum der Erinnerung, wie die Weltkugel vor Kopernikus' Zeit an dünner Kette vom Himmel hing. Es geschah etwas, das, so oft es geschehen mag, immer einmalig ist, ein unbegreiflicher Gnadenakt, schlichter ausgedrückt, eine gute Tat. Und doch ein Gnadenakt vielleicht richtiger, trotz und auch wegen der religiösen Besetzung des Wortes. Zwar ging dieser Akt von einem Menschen aus, kam aber ebenso aus heiterem Himmel und war ebenso unverdient, als schwebe der Urheber über den Wolken." (Klüger 1992, 131)

Ihr Buch „weiter Leben" erschien 1992 und war ihr erstes literarisches Werk. Sie erzählt von ihrer Kindheit und Jugend in vielen bruchstückhaften Erinnerungen.

Sie schildert eine Erinnerung an eine Äußerung ihrer Mutter, der das Sorgerecht für ihren Halbbruder entzogen wurde und der von seinem Vater in Tschechien nicht zurückkehrte:

„Meine Mutter, später, ‚Wenn du nicht gewesen wärst hätte ich ihn ja gerettet. Ich konnt dich doch nicht allein in Wien lassen und ihn holen'. Aber was war

denn ihr Plan? Worauf hat sie denn gewartet? Will sie seinen Tod auf mich abwälzen, meint sie, die Scheidung sei ein Fehler gewesen, und hat deshalb ein schlechtes Gewissen? Und doch, vielleicht stimmt es." (Klüger 1992, 21)

Viele alte Menschen haben in den Zeiten des Nationalsozialismus und des Krieges Erfahrungen gemacht, die sie für ihr Leben belastet haben, die aber in der Sprachlosigkeit geblieben sind. In ihrer Demenz können diesen Erfahrungen wieder bedrängend auftauchen. Spiritual Care bei Demenz muss um die schmerzhaften Erfahrungen und Lebensdramen wissen und auch Traumatisierungen aushalten können. Die jüdische Dichterin Mascha Kaléko, die 1938 von Berlin aus in die USA emigrierte, litt mit ihrem Volk aus der Ferne und schrieb 1942 ein modernes Kaddisch (Totengebet), für das sie die Ermordung der Jüdinnen und Juden in Polen durch die SS vor Augen hatte (Kaléko 1999, 46). Solch ein zeitgenössisches Gedicht trägt die Bilder der traumatisierten Jüdinnen und Juden von heute in sich.

6.2 Christliche Spiritualität

„Der Herr ist auferstanden – er ist wahrhaftig auferstanden."
(Lukasevangelium 24, Vers 34, Lutherbibel 1999, NT, 106)

Christ/innen und Christen glauben mit der Auferstehung Christi an die Überwindung des Todes. Dem Tod ist die letzte Macht genommen. Dies ist der Kern ihres Glaubensbekenntnisses.

Das Christentum sieht sich in der Tradition des Judentums. Jesus war Jude und wurde von den späteren Christ/innen als der verheißene Messias, der Erlöser erkannt. Das Christentum hat ein trinitarisches Gottesbild (Dreieinigkeit), das heißt es kennt *Gott* als Schöpfer und Herrn, der zugleich der Gott der Jüdinnen und Juden ist, als *Jesus Christus*, den menschgewordenen Sohn Gottes und als *Heiligen Geist*, die unsichtbar wirkende göttliche Kraft.

„Im Namen des Vaters und des Sohnes und des Heiligen Geistes. Amen" ist eine trinitarische Grundformel, die z.B. jeden Gottesdienst eröffnet. Diese Formel kann ein Ritual oder ein Gebet eröffnen und beenden. Katholik/innen schlagen bei dieser Formel ein Kreuz vor sich am Körper.

Die Heilige Schrift der Christ/innen ist die Bibel mit dem „Ersten Testament", das weitgehend der hebräischen Bibel entspricht und dem „Neuen Testament", das in den Evangelien das Leben und Wirken Jesu entfaltet. In der Apostelgeschichte wird die Entwicklung der christlichen Gemeinden beschrieben und in den folgenden Briefen an sie werden Glaubensfragen erläutert.

Grundlegend für Christ/innen ist die „Christologie". Jesus Christus ist der Sohn Gottes, der durch seinen Tod am Kreuz, die Schuld der Welt auf sich genommen hat. Karfreitag ist der Feiertag, an dem an die Kreuzigung Jesu erinnert wird und Ostern ist das Fest seiner Auferweckung. Die Auferweckung Jesu von den Toten ist ein Grundbekenntnis der Christ/innen und wird mit dem Osterruf: „Der Herr ist auferstanden, er ist wahrhaftig auferstanden" bekannt. Jesus ist als Mensch ein Vorbild für Christinnen und Christen und als Sohn Gottes der Erlöser (Messias), der von Schuld befreit und durch den alle Christ/innen Anteil am ewigen Leben haben.

Als Christ/in wird man nicht geboren, sondern gewinnt die Zugehörigkeit durch die Taufe. Sie ist ein Sakrament (lat. sacramentum = Heilszeichen), ein Ritus, in dem die unsichtbare Wirklichkeit Gottes in einem sichtbaren Zeichen oder einer Handlung im Hier und Jetzt geschieht. Mit dem Sakrament der Taufe gehört ein Mensch, in der Regel sind es Kinder, zu der konfessionellen Glaubensgemeinschaft. Theologisch heißt das, dass ein Täufling zu Christus gehört, der dem Tod und der Erbsünde durch sein Sterben und die Auferstehung die Macht genommen hat. Dieses Sakrament, die Zugehörigkeit, kann auch durch einen späteren Austritt aus der Kirche theologisch nicht unwirksam gemacht werden. Die Taufe wird daher mit einer Geburt verglichen.

Grundlegend für das christliche Gottesbild ist, dass Gott ein Mensch geworden ist. Weihnachten ist das Fest der Geburt Jesu, das alle Christ/innen verbindet. Gott kommt als Kind in einem Stall zur Welt; das christliche Gottesbild zeigt Gott als einen, der sich selbst erniedrigt hat und in der Solidarität mit denen steht, die Hilfe brauchen: mit den Armen, Kranken, Schwachen und denen, die am Rand der Gesellschaft stehen.

Die Christ/innen sprechen in jedem Gottesdienst ein Glaubensbekenntnis, das die wesentlichen theologischen Inhalte enthält.

Das apostolische Glaubensbekenntnis
Ich glaube an Gott, den Vater
den Allmächtigen,
den Schöpfer des Himmels und der Erde.
Und an Jesus Christus,
seinen eingeborenen Sohn, unsern Herrn,
empfangen durch den Heiligen Geist,
geboren von der Jungfrau Maria,
gelitten unter Pontius Pilatus,
gekreuzigt, gestorben und begraben,
hinabgestiegen in das Reich des Todes,
am dritten Tage auferstanden von den Toten,

aufgefahren in den Himmel;
er sitzt zur Rechten Gottes,
des allmächtigen Vaters;
von dort wird er kommen,
zu richten die Lebenden und die Toten.
Ich glaube an den Heiligen Geist,
die heilige christliche (katholische) Kirche, Gemeinschaft der Heiligen,
Vergebung der Sünden,
Auferstehung der Toten und das ewige Leben.
Amen

Ein Glaubensbekenntnis zu sprechen wird von Christ/innen weltweit als verbindend erlebt.

Das grundlegende Gebet, das auf Jesus selbst zurückgeht, ist das Vaterunser. Es wird ebenfalls in jedem Gottesdienst gebetet und gehört zur persönlichen Frömmigkeit vieler Christ/innen.

Vaterunser
Vater unser im Himmel
geheiligt werde dein Name
Dein Reich komme.
Dein Wille geschehe,
wie im Himmel so auf Erden.
Unser tägliches Brot gib uns heute.
Und vergib uns unsere Schuld
wie auch wir vergeben unsern Schuldigern.
Und führe uns nicht in Versuchung,
sondern erlöse uns von dem Bösen
Denn dein ist das Reich und die Kraft
und die Herrlichkeit in Ewigkeit.
Amen (www.ekd.de/glauben/grundlagen/glaubensbekenntnis.html,
08.05.2017)

Christ/innen glauben an ein Leben nach dem Tod. Der erste, der von den Toten auferweckt wurde, ist Jesus Christus. Seinen Tod bedenken die Christen Karfreitag und seine Auferstehung oder Auferweckung feiern sie Ostern. Sie gehen weitgehend von einem historischen Ereignis aus, das jedoch ein Wunder war; das Eingreifen Gottes in unsere Welt. Andere Theolog/innen sehen die Auferstehung als einen Akt des Glaubens, den Gott in dem Menschen wirkt und nicht als historisches Ereignis.

Jesu Auferstehung wird nicht als Rückkehr eines Toten in das irdische Leben wie bei einer Nahtoderfahrung beschrieben. Vielmehr geht es um eine Verwandlung zu einem neuen, unvergänglichen Leben. Dies sollen alle Christ/innen am „Jüngsten Tag", dem Tag des Wiederkommens Jesu, erleben. Das prägt die Jenseitsvorstellung von Christ/innen: Sie glauben, dass sie bei Gott sein und dass sie ihre Lieben wiedersehen werden. Viel wird in der Bibel nicht über das „Wie" der Auferstehung gesprochen. Es gibt einige Bibelstellen, die von der Qualität des neuen Lebens sprechen wie z. B. in der Offenbarung des Johannes.

Das neue Jerusalem
¹ Und ich sah einen neuen Himmel und eine neue Erde; denn der erste Himmel und die erste Erde sind vergangen, und das Meer ist nicht mehr.
² und ich sah die heilige Stadt, das neue Jerusalem, von Gott aus dem Himmel herabkommen, bereitet wie eine geschmückte Braut für ihren Mann.
³ Und ich hörte eine große Stimme von dem Thron her, die sprach: Siehe da, die Hütte Gottes bei den Menschen! Und er wird bei ihnen wohnen, und sie werden sein Volk sein und er selbst, Gott mit ihnen, wird ihr Gott sein;
⁴ und Gott wird abwischen alle Tränen von ihren Augen, und der Tod wird nicht mehr sein, noch Leid noch Geschrei noch Schmerz wird mehr sein; denn das Erste ist vergangen.
⁵ Und der auf dem Thron saß, sprach: Siehe, ich mache alles neu! Und er spricht: Schreibe, denn diese Worte sind wahrhaftig und gewiss!
⁶ Und er sprach zu mir: Es ist geschehen. Ich bin das A und das O, der Anfang und das Ende. Ich will dem Durstigen geben von der Quelle des lebendigen Wassers umsonst.
⁷ Wer überwindet, der wird es alles ererben, und ich werde sein Gott sein und er wird mein Sohn sein. (Kap. 21, Verse 1–7, Lutherbibel 1999, NT, 295 f.)

Am Tag des Jüngsten Gerichts wird Gott Recht sprechen und Gerechtigkeit herstellen. An dieser Vorstellung orientiert sich auch die christliche Ethik. Gemeinsam mit jüdischer Ethik ist ihr die sog. „Goldene Regel":

Die Frage nach dem höchsten Gebot
³⁴ Als aber die Pharisäer hörten, dass er den Sadduzäern das Maul gestopft hatte, versammelten sie sich.
³⁵ Und einer von ihnen, ein Schriftgelehrter, versuchte ihn und fragte:
³⁶ Meister, welches ist das höchste Gebot im Gesetz?
³⁷ Jesus aber antwortete ihm: „Du sollst den Herrn, deinen Gott, lieben von ganzem Herzen, von ganzer Seele und von ganzem Gemüt"
³⁸ Dies ist das höchste und größte Gebot.

39 Das andere aber ist dem gleich: „Du sollst deinen Nächsten lieben wie dich selbst"
*40 In diesen beiden Geboten hängt das ganze Gesetz und die Propheten.
(Matthäusevangelium, Kap. 22, 34–40, Lutherbibel 1999, NT, 31)*

In Bezug auf alte, kranke und sterbende Menschen lässt sich folgender Text aus einem Gleichnis Jesu heranziehen:

35 Denn ich war hungrig und ihr habt mir zu essen gegeben; ich war durstig und ihr habt mir zu trinken gegeben; ich war fremd und obdachlos und ihr habt mich aufgenommen;
36 ich war nackt und ihr habt mir Kleidung gegeben; ich war krank und ihr habt mich besucht; ich war im Gefängnis und ihr seid zu mir gekommen. ((www.die-bibel.de/bibeln/online-bibeln/einheitsuebersetzung/bibeltext/bibel/text/lesen/stelle/50/250031/250046/08.05.2017)

Die Sorge um andere, die Nächstenliebe genannt wird, ist im Fundament christlicher Ethik verankert. Ein weiteres Gleichnis steht für die Essenz christlicher Begleitung, die sich beschreiben lässt mit: sehen, stehen bleiben, Anteil nehmen, begleiten und handeln.

Der barmherzige Samariter
25 Und siehe, da stand ein Schriftgelehrter auf, versuchte ihn und sprach: Meister, was muss ich tun, dass ich das ewige Leben ererbe?
26 Er aber sprach zu ihm: Was steht im Gesetz geschrieben? Was liest du?
27 Er antwortete und sprach: „Du sollst den Herrn, deinen Gott, lieben von ganzem Herzen, von ganzer Seele, von allen Kräften und von ganzem Gemüt, und deinen Nächsten wie dich selbst" (5. Mose 6,5; 3. Mose 19,18).
28 Er aber sprach zu ihm: Du hast recht geantwortet; tu das, so wirst du leben.
29 Er aber wollte sich selbst rechtfertigen und sprach zu Jesus: Wer ist denn mein Nächster?
30 Da antwortete Jesus und sprach: Es war ein Mensch, der ging von Jerusalem hinab nach Jericho und fiel unter die Räuber; die zogen ihn aus und schlugen ihn und machten sich davon und ließen ihn halb tot liegen.
31 Es traf sich aber, dass ein Priester dieselbe Straße hinabzog; und als er ihn sah, ging er vorüber.
32 Desgleichen auch ein Levit: Als er zu der Stelle kam und ihn sah, ging er vorüber.
33 Ein Samariter aber, der auf der Reise war, kam dahin; und als er ihn sah, jammerte er ihn;

³⁴ und er ging zu ihm, goss Öl und Wein auf seine Wunden und verband sie ihm, hob ihn auf sein Tier und brachte ihn in eine Herberge und pflegte ihn.
³⁵ Am nächsten Tag zog er zwei Silbergroschen heraus, gab sie dem Wirt und sprach: Pflege ihn; und wenn du mehr ausgibst, will ich dir's bezahlen, wenn ich wiederkomme.
³⁶ Wer von diesen dreien, meinst du, ist der Nächste gewesen dem, der unter die Räuber gefallen war?
³⁷ Er sprach: Der die Barmherzigkeit an ihm tat. Da sprach Jesus zu ihm: So geh hin und tu desgleichen!
(Lukasevangelium, Kap. 10, 25–37, Lutherbibel 1999, NT, 84)

Das christliche Ethos ist jedoch in der konkreten Sorge um alte und kranke Menschen, die sich in Besuchen und Fürsorge ausdrücken würde, nicht so ausgeprägt wie im Judentum oder Islam. Vielleicht zeigt sich hier, dass heutige Christ/innen Leben und Glauben stärker trennen als gläubige Jüd/innen und Muslime.

Im Christentum gibt es verschiedene Konfessionen, Bekenntnisse, die sich in theologischen Aussagen, Lehren, Ritualen und Kirchengemeinschaften voneinander unterscheiden. Die bekanntesten sind die römisch-katholische, die evangelische und die orthodoxe Kirche, wobei die römisch-katholische Kirche die größte ist.

Obwohl die konkrete Sorge um alte und kranke Menschen in der christlichen Theologie nicht so ausgeprägt ist, zeigt sich doch die Haltung zum *Altwerden, zu Leiden, Trauer und Trost* in verschiedenen biblischen Aussagen:

- „Ich will euch tragen bis ihr grau werdet." (Jesaja 46,4, Lutherbibel 1999, AT, 708))
- „Verwirf mich nicht in meinem Alter, verlass mich nicht, wenn ich schwach werde." (Psalm 71,9, Lutherbibel 1999, AT, 579)
- „Selig sind die Leid tragen, denn sie sollen getröstet werden." (Mathäusevangelium, 5,4, Lutherbibel 1999, NT, 6)
- Passion und Kreuz Jesu bieten ein Bild zur Identifikation: „Bruder im Leiden"
- Auferstehung als Bild für die Überwindung des Leidens und neues Leben
- „Wo viel Weisheit ist, da ist viel Grämen und wer viel lernt, der muss viel leiden." (Prediger 1,18, Lutherbibel 1999, AT, 657)
- „Ich bin so müde vom Seufzen; ich schwemme mein Bett die ganze Nacht und netze mit meinen Tränen mein Lager." (Psalm 6,7, Lutherbibel 1999, AT, 593)
- „Meine Tränen sind meine Speise Tag und Nacht" (Psalm 42,4, Lutherbibel 1999, AT, 562)

- „Höre mein Gebet, Herr und vernimm mein Schreien, schweige nicht zu meinen Tränen." (Psalm 39,13, Lutherbibel 1999, AT, 561)
- „Die mit Tränen säen, werden mit Freuden ernten. Sie gehen hin und weinen und streuen ihre Samen und kommen mit Freuden und bringen ihre Garben." (Psalm 126,5, Lutherbibel 1999, AT, 620)
- „Und ob ich schon wanderte im finsteren Tal fürchte ich kein Unglück; denn du bist bei mir, dein Stecken und Stab trösten mich." (Psalm 23,4, Lutherbibel 1999, AT, 549)
- „Du tust mir kund den Weg zum Leben: Vor dir ist Freude die Fülle und Wonne zu deiner Rechten ewiglich." (Psalm 16,11, Lutherbibel 1999, AT, 544)
- „Der Herr ist mein Licht und mein Heil; vor wem sollte ich mich fürchten? Der Herr ist meines Lebens Kraft; vor wem sollte mir grauen?" (Psalm 27,1, Lutherbibel 1999, AT, 551)
- „Behüte dein Herz mit allem Fleiß, denn daraus quillt das Leben". (Sprüche 4,23, Lutherbibel 1999, AT, 634)
- „Genieße das Leben, mit deiner Frau die du lieb hast, solange du das eitle Leben hast, das dir Gott unter der Sonne gegeben hat." (Prediger 9,9, Lutherbibel 1999, AT, 663)

Eine ausführliche Beschreibung der christlichen seelsorgerlichen Begleitung von Menschen mit Demenz hat der evangelische Pfarrer Klaus Depping erarbeitet (Depping 2008).

Bedeutendes für römisch-katholische Christ/innen

Im Jahr 2015 hatte die römisch-katholische Kirche 23,8 Millionen Mitglieder, was rund 29% der deutschen Bevölkerung ausmachte. Sie ist eine Weltkirche mit ihrem geistlichen Oberhaupt, dem Papst, der im Vatikan in Rom residiert. (www.de.statista.com/statistik/daten/studie/1226/umfrage/anzahl-der-katholiken-in-deutschland-seit-1965/08.05.2017)

Sie kennt sieben Sakramente: Taufe, Eucharistie (Abendmahl), Firmung, Ehe, Buße, Weihe und Krankensalbung (früher als „Letzte Ölung" bekannt).

Das Taufsakrament wird durch einen Priester oder Diakon gespendet und kann als Nottaufe auch von jedem anderen Menschen gespendet werden. Im Taufritual gießt der Taufspender dreimal geweihtes Wasser über den Kopf des Täuflings und spricht die Taufformel: „Ich taufe dich im Namen des Vaters und des Sohnes und des Heiligen Geistes." Im Falle einer Kindertaufe bekennen die Eltern und Taufpaten stellvertretend ihren Glauben und versprechen, ihr Kind im katholischen Glauben zu erziehen. Die Taufe gehört neben der Erstkommunion (etwa mit 9 Jahren) und der Firmung (mit ca. 14 Jahren) zu den sogenannten Einführungssakramenten, die die Christwerdung unterstützen sollen. Zur Vorbereitung beider Sakramente gehen die Kinder und Jugendlichen in einen kirchlichen Unterricht. Mit der Erstkommunion können die Kinder an der Eucharistiefeier, dem Abendmahl teilnehmen. Im Sakrament des Abendmahls erfahren die Gläubigen die Gegenwart Jesu Christi in den Elementen Brot und Wein, wobei die Gläubigen eine geweihte Oblate erhalten und der Priester stellvertretend den Weinkelch leert. Im Ritual der Eucharistiefeier gibt es den Moment der Wandlung. In katholischer Theologie *ist* das Brot der Leib Christi und der Wein *ist* das Blut Christi.

Vor der Erstkommunion gehen die Kinder auch zum ersten Mal zur Beichte. Sie ist ebenfalls ein Sakrament und kann dem, der seine Sünden bekennt und bereut, die Sünden vergeben.

Alte Menschen werden häufig prägende Erinnerungen an ihre katholische Jugend haben, die zum einen ihr Erleben als Kind spiegeln, z. B. die Ehrfurcht vor dem Kirchenraum und den amtierenden Personen, die sinnliche Kraft der Rituale, des Anzündens von Kerzen, Gebete, Lieder, vertraute immer wiederkehrende Texte in der Messe.

Zum anderen können sie auch Unverständnis, Beschämung bis Wut wachrufen, die mit Erfahrungen der Beichte verbunden sein können.

Da die Ehe auch ein Sakrament ist, kann sie nicht durch Menschen aufgelöst werden. So kann ein Katholik nicht ein zweites Mal eine kirchliche Trauung feiern. Alte Menschen, die durch eine Scheidung gegangen sind, haben häufig in dieser Lebenssituation für sie verletzende Erfahrungen mit kirchlichen Vertretern gemacht, wenn sie in Folge einer Scheidung vom Abendmahl ausgeschlossen wurden oder es als verletzend erlebt haben, nicht noch einmal kirchlich heiraten zu können.

Die katholische Messe ist eine Verpflichtung für Gläubige, deshalb ist es in Pflegeeinrichtungen wichtig, vor Ort eine Messe regelmäßig anzubieten und den Empfang des Abendmahls im Kranken- oder Bewohnerzimmer zu ermöglichen. Der Gang zur Messe kann für einen gläubigen Menschen mit Demenz besonders wichtig sein, weil er neben dem Bedürfnis eben auch Pflicht war und nicht zu gehen als Sünde empfunden werden kann. Der mögliche bedrängende Konflikt ist in einer Spiritual Care sehr ernst zu nehmen und braucht eine achtsame und manchmal kreative Lösung. Die Zusammenarbeit mit Kirchengemeinden ist hier wesentlich, um einen Menschen nicht in seiner Not zu lassen.

Dies bezieht sich auch und sehr wesentlich auf das Sakrament der Krankensalbung.

Bei der Krankensalbung legt der Priester einem Kranken die Hände auf, salbt ihn mit Öl und spricht ihm das von Christus verkündete Heil zu, vor allem die Befreiung von der Sünde. Die Krankensalbung soll den Kranken Stärkung und Linderung sowie das Vertrauen auf den Beistand Christi schenken. Früher wurde sie „Letzte Ölung" genannt und diesen Begriff findet man heute noch, da sie lange Zeit nur Sterbenden gespendet wurde. Seit dem Zweiten Vatikanischen Konzil (1962–1965) wird sie jedoch als ein Sakrament für schwer Erkrankte verstanden. Sie kann mehrmals im Leben empfangen werden, z. B. vor einer schwierigen Operation, in einer schweren Erkrankung oder im hohen Alter. Die Salbung darf nur von einem Priester gespendet werden. Er salbt die Stirn und die Handinnenflächen, in dem er ein Kreuz mit seiner Berührung malt und eine Spendeformel spricht:

> *„Durch diese heilige Salbung helfe dir der Herr in seinem reichen Erbarmen, er stehe dir bei mit der Kraft des Heiligen Geistes: Der Herr, der dich von Sünden befreit, rette dich, in seiner Gnade richte er dich auf".*
> *(www.katholisch.de/glaube/unser-glaube/was-sie-wissen-sollten, 08.05.2017)*

Er salbt mit reinem Olivenöl, dem wohlriechender Balsam, wie Rosenöl, beigemischt wird und das jedes Jahr in einer eigenen Messfeier in der Karwoche vom Bischof geweiht wird. Man nennt das Salböl auch Chrisam, was im Griechischen „Ich salbe" bedeutet. Die Salbung wird mit einem Gebet, dem Vaterunser und einem Segen abgeschlossen.

Die Krankensalbung vor dem Tod zu empfangen, ist für viele katholische Christen von hoher Bedeutung, da mit ihr die Sündenvergebung verbunden ist. Eine religiöse Not kann so für Sterbende und ihre Angehörigen entstehen, wenn nicht rechtzeitig ein Priester zur Stelle ist.

Für die persönliche Frömmigkeit spielen auch die Heiligen im Katholizismus eine Rolle. Sie sind Menschen, die besondere Nähe zu Gott gelebt haben und eine außerordentliche Mitmenschlichkeit besaßen, die ihnen zum Teil die Fähigkeit, Wunder zu tun, verlieh. Zu Beginn der Heiligenverehrung bestimmte das Volk, wer eine Heilige oder ein Heiliger war. Ab dem 10. Jahrhundert zogen die Päpste das Recht zur Heiligsprechung an sich und so wurden die meisten Verehrungswürdigen erst nach ihrem Tod vom Papst heiliggesprochen.

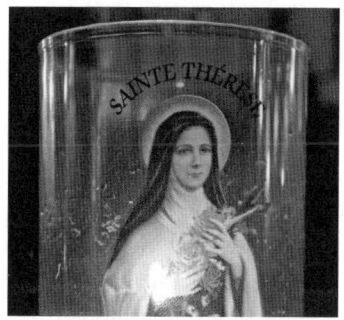

Abb. 6.4: Ein Kerzenlicht mit dem Bild der Heiligen Theresa von Avila, das Gläubige in der Kirche in gedenkendem Gebet an jemanden anzünden.

Heilige sind zum einen Vorbilder in der Lebensführung, wie Franz von Assisi oder Hildegard von Bingen, und sie werden im Gebet angerufen und um Hilfe gebeten. Diese Heiligen sind Schutzpatrone, denen ein bestimmter Lebensbereich zugeordnet wird. Für Autofahrer ist Christophorus ein Schutzheiliger und der Heilige Antonius wird um Hilfe gebeten, wenn man etwas sucht, wie z. B. den Schlüssel. Die Heilige Barbara ist die Nothelferin der Sterbenden. Es gibt für alle Lebenslagen Heilige. Das mag für die einen und den anderen humorig klingen, zeigt jedoch, wie wichtig und verbunden die katholische Volksfrömmigkeit mit dem Alltag der Gläubigen sein kann, und bietet viele Anknüpfungspunkte für die spirituelle Begleitung.

Viele Katholik/innen verehren Maria, die Mutter Jesu, die Mutter Gottes. Am häufigsten wird das Ave Maria gesprochen und auch als Musik bei Hochzeiten und Beerdigungen gesungen.

Ave Maria – Gegrüßet seist du, Maria
Gegrüßet seist du, Maria, voll der Gnade, der Herr ist mit dir. Du bist gebenedeit unter den Frauen, und gebenedeit ist die Frucht deines Leibes, Jesus. Heilige Maria, Mutter Gottes, bitte für uns Sünder jetzt und in der Stunde unseres Todes. Amen (Gotteslob 2014, 36)

Weitere wichtige Gebete und Lieder:

Das Magnifikat
Meine Seele preist die Größe des Herrn,
und mein Geist jubelt über Gott, meinen Retter.
Denn auf die Niedrigkeit seiner Magd hat er geschaut,
siehe, von nun an preisen mich selig alle Geschlechter!
Denn der Mächtige hat Großes an mir getan,
und sein Name ist heilig.
Er erbarmt sich von Geschlecht zu Geschlecht
über alle, die ihn fürchten.
Er vollbringt mit seinem Arm machtvolle Taten:
Er zerstreut, die im Herzen voll Hochmut sind;
Er stürzt die Mächtigen vom Thron
und erhöht die Niedrigen.
Die Hungernden beschenkt er mit seinen Gaben
und lässt die Reichen leer ausgehen.
Er nimmt sich seines Knechtes Israel an
und denkt an sein Erbarmen,
Das er unseren Vätern verheißen hat,

Abraham und seinen Nachkommen auf ewig.
(Lukasevangelium, Kap. 1, 46–55, Lutherbibel 1999, NT, 67)

Es gibt viele Marienlieder und -gebete, hier einige Beispiele:

Hilf Maria
Hilf, Maria, es ist Zeit
Hilf, Maria, hilf doch mir,
es fleht ein armes Kind zu dir.
Du bist es ja, die helfen kann,
nimm dich, Mutter, meiner an.
Hilf, Maria, es ist Zeit,
Mutter der Barmherzigkeit.
(www.heilige-maria.de/maria-hilf.html, 08.05.2017)

Maria breit den Mantel aus
Maria, breit den Mantel aus, mach' Schirm und Schild für uns daraus; lass uns darunter sicher stehn, bis alle Stürm vorübergehn.
Patronin voller Güte, uns allezeit behüte! (Gotteslob 2014, 534; 835; 568; 1121)

BEISPIEL

Blick in die Praxis

Frau S. verbrachte das letzte Jahr ihres Lebens, indem sie mit ihrer Demenz sehr pflegebedürftig wurde in einem Altenpflegeheim der Arbeiterwohlfahrt. Sie war aus der katholischen Kirche ausgetreten. Im Hintergrund zu diesem Schritt war eine schmerzhafte Erfahrung. Als ihr Sohn 10 Jahre alt war, ließen sie und ihr Mann sich scheiden. Als ihr Sohn zum ersten Mal bei seiner Kommunion die Eucharistie empfing, verweigerte der Priester ihr die Teilnahme, da sie geschieden sei. Sie war so verletzt dadurch, dass sie später aus der Kirche austrat. Religion bedeutete ihr nicht viel, aber sie nahm eine Marienstatue mit ins Pflegeheim, von der es ihr wichtig war, dass sie auf ihrem Nachtisch stand und sie sie immer sehen und berühren konnte.

Der Rosenkranz ist eine Gebetskette, die beim Beten durch die Hände geführt wird von Perle zu Perle. Solche Gebetsketten werden auch in anderen Religionen verwendet. Sie hilft beim Beten einer komplexeren Gebetsabfolge. Durch die Anordnung der Perlen auf der Kette erhalten die Betenden eine Orientierung in der Abfolge der Gebete. Der Rosenkranz besteht aus einem Kreuz und 59 Perlen. 55 davon – 50 kleinere und fünf größere – bilden eine zusammenhängende Kette. Eine der größeren Perlen verbindet sie mit einer weiteren Kette, die aus einem Kreuz, drei kleineren und einer größeren Perle besteht. Das Kreuz erinnert an Jesu Kreuzestod und seine erwiesene Liebe zu den Menschen. Von Mai bis Oktober gibt es Rosenkrankandachten, in denen der Rosenkranz gemeinsam gebetet wird. Kranke und Sterbende halten gerne den Rosenkranz in Händen und er wird den Verstorbenen zuweilen mit ins Grab gegeben.

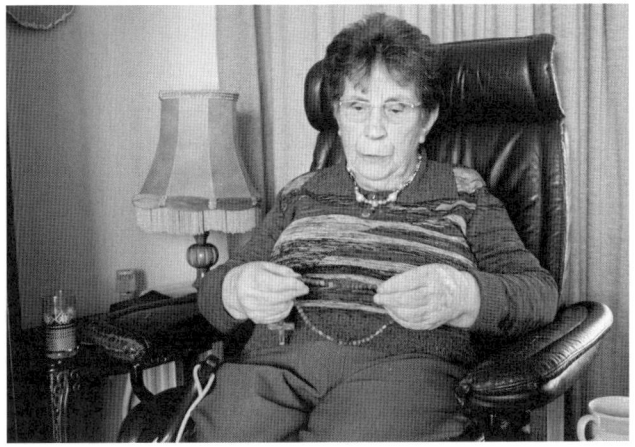

Abb. 6.5: Helmys Rosenkranz

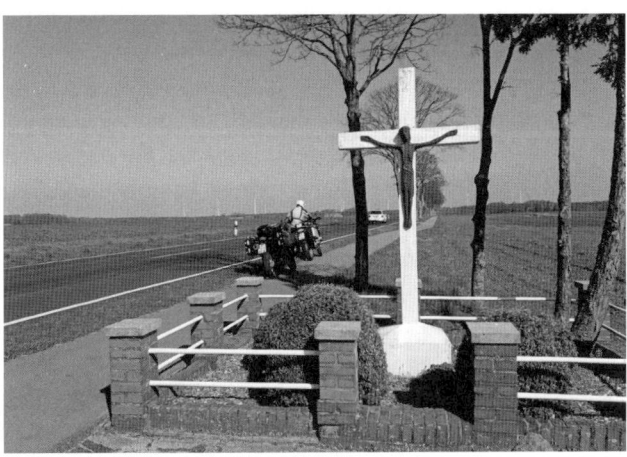

Abb. 6.6: Wegkreuz im Emsland

Ein wichtiges *Alltagritual* ist bei katholischen Christ/innen das Schlagen des Kreuzzeichens beim Betreten der Kirche, beim Beten und vor wichtigen Situationen, so wie man es immer wieder bei Fußballspielern im Fernsehen beobachten kann, bevor ein Spiel beginnt.

Beim Kreuzzeichen berühren sie zuerst die Stirn. Dies meint, sie denken an Gott Vater, den Schöpfer des Himmels und der Erde, der über allem steht. Dann geht die Hand nach unten und meint, sie denken an Jesus Christus, der sich zu uns nach ganz unten begeben hat. Zum Schluss geht die Hand nach links und nach rechts und meint damit den Heiligen Geist, der den Gläubigen ganz erfasst und schützt vor allem Bösen.

In überwiegend katholischen, ländlichen Gegenden kann man Wegkreuze finden, die an den Straßen oder an Wanderwegen zu finden sind.

Bedeutendes für protestantische Christ/innen

Im Jahr 2017 wird der 500. Geburtstag der Reformation von den protestantischen Kirchen gefeiert. Im Jahr 1517 schlug der katholische Mönch Dr. Martin Luther die berühmten 95 Thesen an die Tür der Schlosskirche zu Wittenberg. Damit kam öffentlich eine Auseinandersetzung über Lehrinhalte und Macht(missbrauch) der katholischen Kirche in Gang, die mit einer Spaltung der Kirche endete. Der Reformprozess ging von Deutschland und der Schweiz aus und ergriff die ganze christliche Welt. Eine neue Konfession entstand. Ihre Anhänger/innen wurden Protestant/innen genannt. Wesentlich für Protestant/innen ist das biblische Wort, besonders das Evangelium von Jesus Christus; daher wird ihre Kirche auch Evangelische Kirche genannt.

Im Jahr 2012 gab es in Deutschland etwa 23,4 Millionen Protestant/innen. (www.ekd.de/kirche/kirchen.html, 24.02.2017). Sie verbinden sich unter dem Dach der EKD (Evangelische Kirche Deutschland) mit ihren 20 Gliedkirchen. Es gibt drei Prägungen der Ev. Kirche: reformiert, lutherisch und uniert. Theologisch beziehen diese sich auf unterschiedliche reformatorische Lehrer und ihre Aussagen oder mischen sie.

Weiterhin gibt es die Evangelischen Freikirchen, die sich von der Landeskirche getrennt haben und sich in der Vereinigung Evangelischer Freikirchen zusammengeschlossen haben.

Der größte theologische Unterschied zu den übrigen christlichen Kirchen ist, dass sie die Kindtaufe ablehnen und nur Erwachsene taufen, die sich selbst dazu entscheiden können.

Eine zentrale Rolle spielt die Predigt und der Ritus ist wesentlich sparsamer als in der katholischen Kirche. Es gibt kein Kirchenoberhaupt wie den Papst. Als geistliche Lehrer/innen und Seelsorger/innen sind Frauen und Männer zugelassen, die Pfarrer/in oder Pastor/in genannt werden. Um die Vergebung ihrer Sünden bitten Protestant/innen Gott selbst; es gibt i. d. R. keine Beichte. In manchen lutherischen Kirchen wird eine Form der Beichte praktiziert, so wie die lutherische Kirche überhaupt der katholischen Kirche am nächsten ist.

Das Kreuzzeichen ist für beide Konfessionen, die katholische und die evangelische Kirche von Bedeutung. Das „katholische Kreuz" trägt jedoch den Leib Christi, hingegen ist das „evangelische Kreuz" schlicht ohne „Corpus Christi".

Protestant/innen lassen meistens ihre Kinder taufen und die Jugendlichen bestätigen im Alter von etwa 14 Jahren bei der Konfirmation (lat. confirmare = bestätigen) ihren Glauben an Gott und an Jesus Christus.

Die Evangelische Kirche kennt nur zwei Sakramente, die Taufe und das Abendmahl. In ihnen wird das Geheimnis Gottes zum sichtbaren und erfahrbaren Zeichen, im Wasser der Taufe und in Brot und Wein (oder Saft) beim Abendmahl für alle Teilnehmenden. Die kirchliche Trauung ist im Unterschied zur katholischen und orthodoxen Kirche kein Sakrament, sondern ein Gottesdienst anlässlich der Eheschließung. So kann nach einer Scheidung auch für eine neue Ehe im Gottesdienst Gottes Segen erbeten werden.

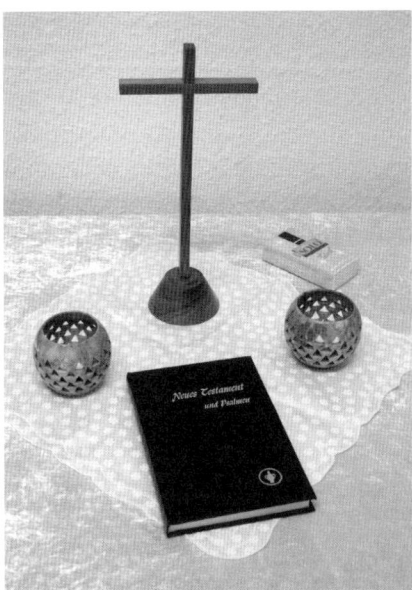 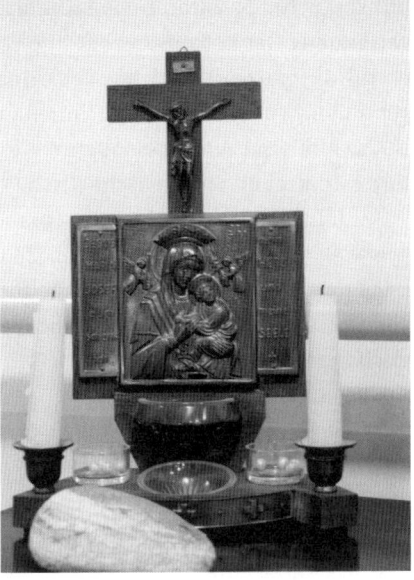

Abb. 6.7a, b: Gedenkort an verstorbene Bewohner/innen in einer evangelischen Pflegeeinrichtung mit einem Kreuz ohne Korpus (a) und in einer katholischen Pflegeeinrichtung mit einem Kreuz mit Corpus Jesu Christi (b).

Der Glaube von Protestant/innen wird geprägt vom Hören des Wortes Gottes und von dem Bezug zum eigenen Leben. Protestant/innen sind für ihren Glauben selber verantwortlich, sie beten direkt zu Gott ohne Mittler wie Maria oder Heilige. Sie bitten im Gebet um Vergebung und vertrauen auf Gottes Gnade ohne das Ritual und Sakrament der Beichte. Martin Luther war es ein großes Anliegen, dass Menschen begreifen, dass sie „allein aus Gnade" selig werden und nichts dafür leisten müssen. Diese „Rechtfertigungslehre" ist ein theologischer Kern und spielt für den Glauben eine wesentliche Rolle.

So gilt das „Priestertum aller Gläubigen", mit der Überzeugung, dass kein Vermittler nötig ist zwischen Gott und Mensch, sondern jede und jeder Einzelne Zugang zu Gott hat und in Glaubensfragen urteilsfähig ist. Quelle dazu ist das eigene Bibellesen.

Für alte, kranke und sterbende Menschen bedeutet das, dass sie vom Grundsatz her keine Pfarrerin oder Pfarrer benötigen, um mit sich, den Menschen und Gott am Lebensende ins Reine kommen zu können. Falls jedoch eine Beziehung besteht oder jemand eine vertrauensvolle Begegnung, die durch die Schweigepflicht geschützt ist, wünscht, ist es die seelsorgerliche Aufgabe der Geistlichen, Beistand zu leisten.

Der Geburtstagsbesuch im hohen Alter durch die Pfarrer/in ist eine geschätzte Tradition in der evangelischen Kirche.

Krankenbesuche oder die geistliche Begleitung am Sterbebett folgen nicht einem festgelegten Ritual. Es kann ein Gespräch mit einem Gebet und Segen sein. Es kann auch ein Abendmahl gemeinsam gefeiert

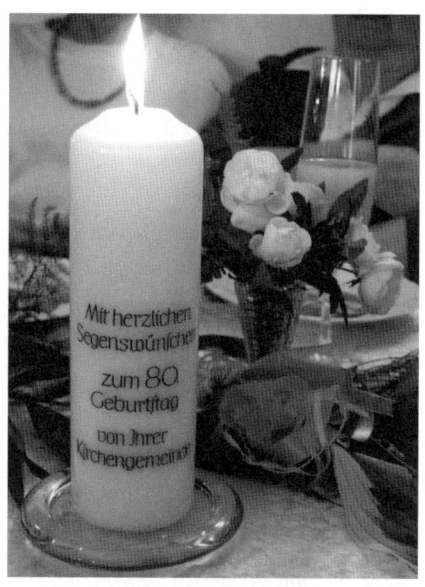

Abb. 6.8: Geburtstagskerze, die von der evangelischen Kirchengemeinde zum 80sten Geburtstag verschenkt wurde.

werden. Die Seelsorge und der segnende Zuspruch, der die Verheißung des ewigen Lebens, eines Lebens bei Gott, zusagt, steht im Vordergrund wie sie sich in der Zusage Jesu finden:

„Ich lebe, und ihr sollt auch leben!" (Johannesevangelium 14, 19, Lutherbibel 1999, NT)

124 Spiritualität der Religionen

Wichtige Gebete und Lieder sind:

Psalm 23
Der Herr ist mein Hirte, mir wird nichts mangeln.
Er weidet mich auf einer grünen Aue und führet mich zu frischem Wasser.
Er erquicket meine Seele.
Er führet mich auf rechter Straße um seines Namens willen.
Und ob ich schon wanderte im finstern Tal, fürchte ich kein Unglück;
denn du bist bei mir, dein Stecken und Stab trösten mich.
Du bereitest vor mir einen Tisch im Angesicht meiner Feinde.
Du salbest mein Haupt mit Öl und schenkst mir voll ein.
Gutes und Barmherzigkeit werden mir folgen mein Leben lang,
und ich werde bleiben im Hause des Herrn immerdar.
(Lutherbibel 1999, AT, 549)

Psalm 22 spricht vom Leiden und der Erfahrung der Gottverlassenheit (Lutherbibel 1999, AT, 548).

Psalm 90 hat die Vergänglichkeit des Lebens und alle Zeit umfassende Präsenz Gottes zum Thema (Lutherbibel 1999, AT, 594 f.).

Psalm 121 ist ein Vertrauenspsalm in Bezug auf die immer währende Hilfe und den Schutz Gottes (Lutherbibel 1999, AT, 619).

Psalm 139 spricht von der Allwissenheit und Allgegenwart Gottes, die der Beter als Trost erlebt (Lutherbibel 1999, AT, 625).

Psalm 150 ist der letzte Psalm des sogenannten Psalters. Das Buch endet mit dem Lobpreis, dem großen Halleluja (Lutherbibel 1999, AT, 631).

Aaronitischer Segen
Der Herr segne und behüte Dich,
Der Herr lasse sein Angesicht leuchten über Dir und sei Dir gnädig.
Der Herr erhebe sein Angesicht auf Dich und schenke Dir Frieden. Amen
(Mose 4, Kap. 6, 22–24, Lutherbibel 1999, AT, 142)

Das Singen und die Kirchenmusik spielen in der Evangelischen Kirche eine große Rolle. Lieder, auch Choräle genannt, tragen als Gebete und Gedichte die Glaubensaussagen der Lehrenden. So finden sich im Gesangbuch viele Lieder von *Martin Luther*, *Paul Gerhard*, *Gerhard Tersteegen* und *Dietrich Bonhoeffer*, die die

Frömmigkeit vieler Menschen geprägt haben. Im kirchlichen Unterricht wurden früher viele Lieder auswendig gelernt, so dass alte Menschen (mit Demenz) einen erstaunlichen Schatz an Liedern in sich tragen, die in der spirituellen Begleitung genutzt werden können. Die kirchlichen Feste werden mit vielen Liedern begleitet, wie Weihnachten, Passion und Ostern und Pfingsten (das Fest des Heiligen Geistes).

Die ev. Theologin Dorothee Sölle (1929−2003) berichtete von der Sterbebegleitung ihrer Mutter im Krankenhaus, dass ihr am Ende die Worte fehlten. Sie saß stundenlang am Bett und sang für ihre Mutter bekannte und vertraute Kirchenlieder. (Sölle 1995, 291 ff.)

Zur protestantischen Frömmigkeit gehören das *Singen* und das *Beten von Liedern*. Sie tragen das Lebensgefühl der Gläubigen in besonders emotionaler Weise. Dies bezieht sich auf den Jahreskreis, wie z.B. mit Weihnachts- und Osterliedern. Es prägt jedoch auch die persönlichen religiösen Feste wie eine Hochzeit, bei der gerne Lob- und Danklieder gesungen werden. Die Lieder sind so bekannt und vertraut, dass sie in der Gemeinschaft ein Gefühl der Verbundenheit entstehen lassen. Sie sind so über ein enges religiöses Verständnis hinaus Kulturgut geworden und haben z.T. Volksliedcharakter. Sehr bekannte Glaubenslieder sind:

- Wohl denen die da wandeln (EG 1996, 295)
- Befiel du deine Wege (EG 1996, 361)
- Alles ist an Gottes Segen (EG 1996, 352)
- Lobe den Herrn (EG 1996, 316)
- Ein feste Burg ist unser Gott (Das Reformationslied von Martin Luther) (EG 1996, 362)
- Du meine Seele singe *(Paul Gerhard)* (EG 1996, 302)
- Gott ist gegenwärtig *(Gerhard Tersteegen)* (EG 1996, 165)
- Von guten Mächten *(Dietrich Bonhoeffer)* (EG 1996, 65, 652)

Advent und Weihnachten:

- Macht hoch die Tür (EG 1996, 1)
- Es kommt ein Schiff geladen (EG 1996, 8)
- Tochter Zion (EG 1996, 13)
- Es ist ein Ros entsprungen (EG 1996, 30)
- Ihr Kinderlein kommet (EG 1996, 43)
- O du fröhliche (EG 1996, 44)

Passion und Ostern:

- O Haupt voll Blut und Wunden (EG 1996, 85)
- Wir wollen alle fröhlich sein (EG 1996, 1008)
- Der Herr ist auferstanden (Kanon) (EG 1996, 118)

Pfingsten:

- O Heilger Geist, kehr bei uns ein (EG 1996, 130)
- O komm, du Geist der Wahrheit (EG 1996, 1368)

Volkslieder:

- Der Mond ist aufgegangen (EG 1996, 482)
- Geh aus mein Herz und suche Freud (EG 1996, 503)

Tod und Sterben:

- So nimm denn meine Hände (EG 1996, 3768)
- Ich bin nur Gast auf Erden (EG 1996, 529)

Ein wichtiges *Alltagsritual* ist für evangelische Christ/innen der älteren Generation das Lesen von Tageslosungen, mit denen sie vielfach aufgewachsen sind. Dies sind Büchlein oder Kalender, die für jeden Tag einen Bibelspruch und eine kleine auf den Alltag bezogene Auslegung, Andacht genannt, enthalten. Diese Kalender begleiten viele ein Leben lang.

Evangelische Christ/innen der älteren Generation haben z.T. Bilder von Albrecht Dürer in ihren Wohnräumen, wie das Bild „Betende Hände". Ausdruck ihrer Frömmigkeit können auch als Bild gerahmte Bibelsprüche sein oder Bilder, die eine Landschaft zeigen, in der Jesus als Hirte mit Schafen dargestellt wird.

Das Gebet vor dem Essen, wie z.B. „Komm Herr Jesus, sei du unser Gast und segne, was du uns bescheret hast. Amen" gehört für evangelische wie katholische Christ/innen dazu.

6.3 Muslimische Spiritualität

„Ich bezeuge: Es gibt keinen Gott außer Allah und ich bezeuge, dass Muhammad der Gesandte Allahs ist." (www.eslam.de/begriffe/g/glaubensbekenntnis.htm, 11.05.2017)

Muslimische Spiritualität

Der Islam ist die dritte der „Väterreligionen", die in Abraham einen Stammvater sehen. So ist der Islam mit dem Judentum und Christentum verwandt. Zudem hat sich die Bahai-Religion aus dem Islam entwickelt.

Laut Überlieferung hat der Erzengel Gabriel dem Propheten Muhammed, der im Jahr 570 n.Chr. in Mekka geboren wurde, im Monat Ramadan die Botschaft Allahs überbracht. Dieser gab die Offenbarung an die Menschen weiter und so kam der Islam in die Welt. Allah heißt auf Arabisch „Gott".

Das arabische Wort Islām (islām / إسلام) leitet sich von dem arabischen Verb aslama („sich ergeben, sich hingeben") ab und bedeutet „Unterwerfung (unter Gott)", „völlige Hingabe (an Gott)". Das Wort kommt von salām (س) was so viel wie „Friede", „Gesundheit" und „Heil" bedeutet. Die Bezeichnung für denjenigen, der dem Islam angehört, ist Muslim oder Muslima, und bedeutet „derjenige bzw. diejenige, der/die sich (Gott) hingibt". Im deutschsprachigen Raum findet sich auch der Begriff „Moslem". Zentrum muslimischer Theologie ist die Offenbarung Gottes als des einen Gottes, hier nach Sure 112:

„Im Namen Allahs, des Allerbarmers, des Barmherzigen!
Sprich: „Er ist Allah, ein Einziger (112:1), Allah, der Absolute, (Ewige, Unabhängige, von Dem alles abhängt). (112:2) Er zeugt nicht und ist nicht gezeugt worden (112:3), und Ihm ebenbürtig ist keiner." (112:4) (Khoury 2007, 487)

Die wichtigste heilige Schrift des Islam ist der Quran, der als die dem Propheten Mohammed in Arabisch offenbarte Rede Gottes gilt. Im Deutschen findet man die Schreibweise „Koran" und im Türkischen „Kuran". Da es im Arabischen kein „o" gibt, folge ich der arabischen Übertragung und schreibe im Folgenden „Quran". Die zweite Grundlage bilden die Berichte (Hadithe) über die Verhaltensweise (Sunna) des Propheten Muhammed, der als der „Gesandte Gottes" ein Vorbild für alle Muslime ist. Die Normen dieser Texte werden als Scharia bezeichnet.

Der Islam gilt für Muslime als Update der Thora und des Evangeliums und knüpft an die monotheistischen Religionen wie das Judentum und das Christentum an. Zu „den Heiligen Büchern der Gläubigen zählen auch heute noch die Tora, der Psalter, die Evangelien und der Koran" (Eisingerich 2012, 141)

„Nach einer neuen Hochrechnung des Bundesamtes für Migration und Flüchtlinge (BAMF) im Auftrag der Deutschen Islam Konferenz (DIK) lebten am 31. Dezember 2015 in Deutschland zwischen 4,4 und 4,7 Millionen Muslime. Bei einer Einwohnerzahl von insgesamt 82,2 Millionen Personen in Deutschland ergibt sich, dass der Anteil der Muslime zwischen 5,4% und 5,7% liegt." (Stichs 2016)

Schätzungen gehen davon aus, dass etwa die Hälfte der Muslime ihren Glauben mit seinen Verpflichtungen praktiziert.

128 Spiritualität der Religionen

Die Muslime versammeln sich in Moscheegemeinden. Die Dachorganisation ist der Zentralrat der Muslime in Deutschland (ZMD). Die meisten Muslime gehören seit ihrer Geburt dem Islam an und werden nicht durch ein Ritual in die Gemeinschaft aufgenommen. Die Neugeborenen gelten als sündlos und von daher als „gottergeben" (muslim). Zudem ist es möglich, sich als Jugendlicher oder Erwachsener für den Islam zu entscheiden. Dafür ist es wichtig, dass jemand an Allah als den einzigen Gott glaubt und dass Muhamed sein Gesandter, sein Prophet ist. Zudem ist wichtig, dass sie oder er alle anderen Propheten von Abraham bis Jesus akzeptiert. Dieser Glaube wird nicht als eigenes Vermögen gesehen, sondern als Erwählung durch Gott.

Üblicherweise bekennt man den Übertritt zum Islam öffentlich und rezitiert auf Arabisch das Glaubensbekenntnis (Abb. 6.9).

asch'hadu al-lâ ilâha illa-llâh,
wa asch'hadu anna muhammadan 'abduhû wa-raßûluh.
„Ich bezeuge, dass es keine Gottheit gibt, außer Gott,
und ich bezeuge, dass Muhammed der Gesandte Gottes ist."

Im Islam gibt es keine Trennung zwischen dem geistlichen und dem weltlichen Leben. Jede Handlung soll gottgemäß sein. Die wesentlichen Pflichten für die Gläubigen finden sich in den „Fünf Säulen" des Islams, die mit folgenden arabischen Namen bezeichnet werden:

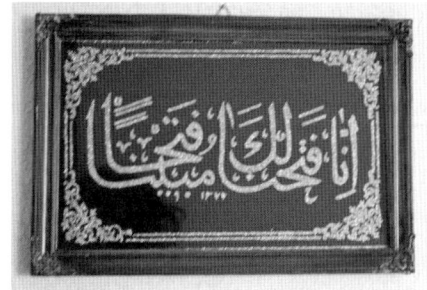

Abb. 6.9: Das Bekenntnis in Arabisch, genannt: Ashadha.

1. Schahāda (islamisches Glaubensbekenntnis)
2. Salāt (rituelles Pflichtgebet)
3. Zakāt (Almosengabe)
4. Saum (Fasten im Monat Ramadan)
5. Haddsch (Pilgerfahrt nach Mekka)

Verschiedene Pflichten können für einen alten und von Demenz betroffenen Menschen in seinen Lebensäußerungen von Bedeutung sei. So soll das *rituelle Gebet* fünf Mal am Tag verrichtet werden, vor dem Sonnenaufgang, mittags, nachmittags, bei Sonnenuntergang und bei Einbruch der Nacht.

Vor jedem dieser Gebete sind eine Ankündigung durch den Gebetsruf und eine *rituelle Waschung* verpflichtend. Die Waschung muss nur vollzogen werden, wenn jemand unrein geworden ist. Dies geschieht durch den Besuch der Toilette, Geschlechtsverkehr, Blutungen und wenn man sich übergeben hat. Steht kein Wasser zur Verfügung, kann man sich auch mit Erde „waschen", die man für rein hält. Das Gebet kann in der Moschee vollzogen werden oder an jedem anderen Ort; dann wird jedoch ein Gebetsteppich verwendet, auf dem die Betenden knien, denn der Ort muss rituell rein sein. Der Gebetsraum oder der Teppich werden ohne Schuhe betreten.

Gläubige richten sich zum Gebet nach Mekka aus. Das Gebet besteht aus verschiedenen Gebetsformeln und dem Rezitieren der 1. Sure (الفاتحة al-Fātiha = die Eröffnende)

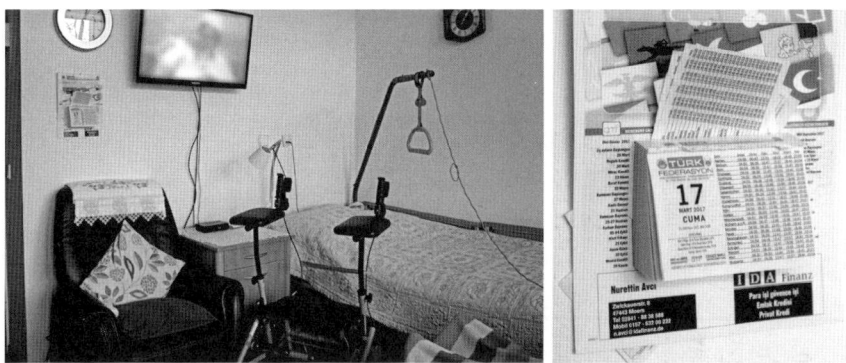

Abb. 6.10: Zimmer einer muslimischen Pflegeheimbewohnerin.
Abb. 6.11: Kalender mit den ortsgenauen Gebetszeiten an einer Wand im Zimmer einer muslimischen Bewohnerin.

Die Eröffnende, geoffenbart zu Mekka
Im Namen Allahs, des Allerbarmers, des Barmherzigen! (1:1) Alles Lob gebührt Allah, dem Herrn der Welten (1:2), dem Allerbarmer, dem Barmherzigen (1:3), dem Herrscher am Tag des Gerichts! (1:4) Dir allein dienen wir, und Dich allein bitten wir um Hilfe. (1:5) Führe uns den geraden Weg (1:6), den Weg derer, denen Du Gnade erwiesen hast, nicht den Weg derer, die Deinen Zorn erregt haben, und nicht den Weg der Irregehenden. (1:7) (Khoury 2007, 1)

Freitags wird das Mittagsgebet gemeinsam in der Moschee gebetet. Es ist das „Djumah-Gebet", das Freitagsgebet. Es wird mit einer Predigt ergänzt, die von einem Imam (Prediger) gehalten wird. Der Freitag hat für Muslime die Bedeutung wie der jüdische Schabbat (Samstag) und der christliche Sonntag.

130 Spiritualität der Religionen

BEISPIEL — Blick in die Praxis

Eine alte Dame, eine Muslima mit Demenz, lebte in einem Seniorenzentrum und lief sehr viel herum am Tag. Immer wieder legte sie sich auf den Boden, sprach Worte, die nicht zu verstehen waren, stand auf und lief weiter. Zunächst machte man sich Sorgen um die „Sturzgefährdung" der Dame, bis eine muslimische Mitarbeiterin sich zu ihr auf den Boden begab und mit ihr betete. Die Dame schaute sie strahlend an und fuhr fort mit dem Liegen, Beten und Weitergehen.

Der Islam fordert Verantwortung von den Muslimen, aber er fordert sie nur, wenn sie menschenmöglich ist. Alte und kranke Menschen können auch im Bett beten und müssen nicht die rituellen Waschungen vollziehen.

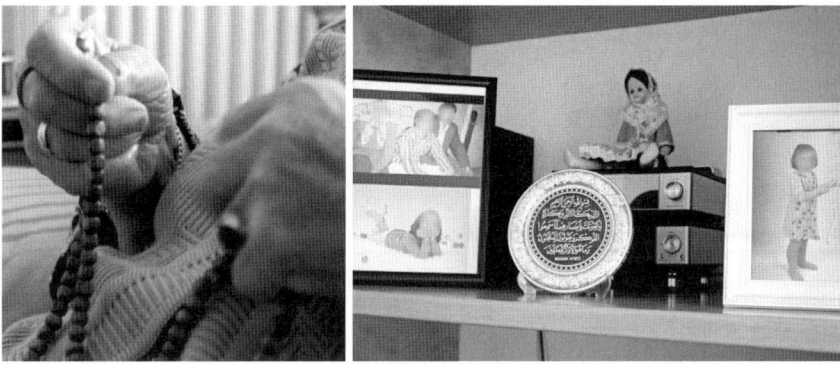

Abb. 6.12: Muslima mit Gebetskette in der Hand
Abb. 6.13: Die Schutz-Sure steht auf einem Regal mitten zwischen Musikanlage und Familienfotos.

BEISPIEL — Blick in die Praxis

Ein alter Herr, ein Muslim mit Demenz, war bettlägerig und nicht mehr in der Lage, das Gebet auf seinem Gebetsteppich auszuführen. Er konnte auch die rituellen Waschungen, bei denen unter fließendem Wasser das Gesicht, die Hände und Füße gewaschen werden, nicht mehr alleine durchführen. Er betete liegend, wirkte aber sehr gequält und traurig darüber. Eine Pflegerin vermutete in einer Teambesprechung, dass er sich religiös unrein fühlen könnte, und das Team verabredete, ihn vor den Gebetszeiten rituell zu waschen. Dies übernahm in der Regel ein muslimischer Pfleger, aber manchmal auch Muslima, wenn kein Mann in der Pflege war. Der Mann war danach wie verwandelt und kehrte zu seinem selbstbewussten religiösen Wesen zurück.

Das *Fasten* findet alljährlich im islamischen Monat Ramadan, dem Monat, indem der Quran Muhammed offenbart wurde, statt. Gefastet wird von Beginn der Morgendämmerung bis zum vollendeten Sonnenuntergang. Es wird nichts gegessen, nichts getrunken, nicht geraucht, und Enthaltsamkeit in jeglichem

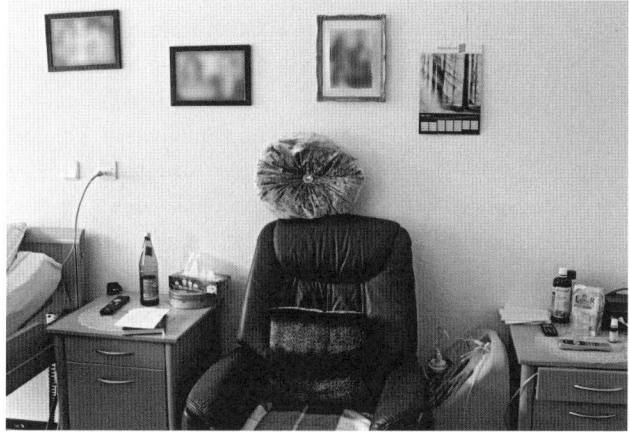

Abb. 6.14: Familienbilder im Zimmer einer bettlägerigen Muslima

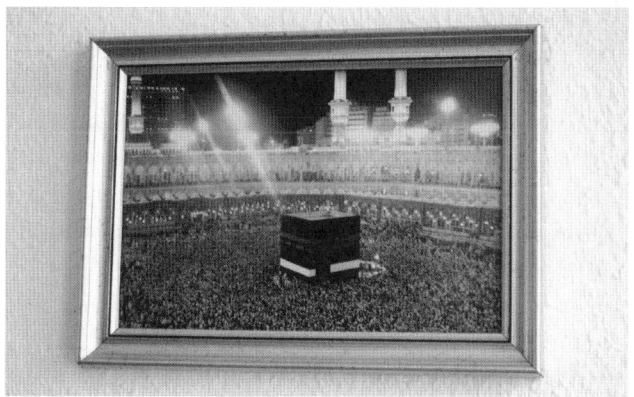

Abb. 6.15: Bild der Umschreitung der Kaaba auf einem Wohnbereich

Verhalten geübt. Kranke Menschen und Kinder bis zur Pubertät sind von der Fastenpflicht befreit. Das Fasten wird gerne gemeinschaftlich mit einem Fest beendet. Muslime brechen das Fasten mit einer Dattel und einem Glas Milch oder Wasser. Überfluss ist im Islam verboten und es wird gesagt, dass Muhammed empfohlen hat, beim Essen ein Drittel Wasser, ein Drittel Essen und ein Drittel Luft zu lassen.

Die *Pilgerfahrt nach Mekka* soll einmal im Leben erfolgen, wenn es möglich ist. Dort wird die heilige Kaaba, ein schwarzes würfelähnliches Gebäude im Innenhof der großen Moschee, siebenmal auf rituelle Weise umschritten.

Diese religiösen Pflichten prägen das Leben von Muslimen und verbinden den Alltag mit dem Glauben. Bei allen Pflichten gibt es Ausnahmen, wenn ein Mensch durch die Erfüllung Schaden nehmen würde.

Im Islam sind ähnlich wie im Judentum *Speisevorschriften* zu beachten. Speisen müssen „halal" (erlaubt) sein. Bekannt sind die Verbote von Alkohol und Schweinefleisch. Auch jedes andere Fleisch muss nach den Speisevorschriften geschlachtet und bereitet werden. Man nennt dies Schächten, d. h. durch die rituelle Schlachtung blutet das Tier vollständig aus. Im Kontext von Pflege sind Speisevorschriften in Bezug auf Medikamente zu beachten, denn sie dürfen keinen Alkohol und keine Gelatine enthalten. Es gibt oft Alternativen dazu, die wichtig sind, damit es nicht zum Behandlungsabbruch aus religiösen Gründen kommt.

> **BEISPIEL**
>
> **Blick in die Praxis**
>
> Ein alter Herr, ein Muslim mit Demenz, bekam zur Behandlung eines hartnäckigen Hustens einen Hustensaft verschrieben. Der Herr wurde Zuhause von seiner Familie gepflegt und zusätzlich war ein Pflegedienst drei Mal in der Woche zur Unterstützung eingebunden. Der Pflegerin fiel auf, dass der Husten sich nicht besserte und fragte die Familie nach der Verordnung. Die Ehefrau kam mit dem Saft und sagte: „Das nimmt mein Mann nicht!" Im Gespräch stellte sich heraus, dass der Saft Alkohol enthält und der orthodox gläubige Herr keinen Alkohol zu sich nahm. Die Pflegerin sorgte für eine neue Verordnung eines Medikamentes ohne Alkohol und besprach mit der Familie, dass es meistens Alternativen zu alkoholhaltigen Medikamenten gibt, wozu sie in der Apotheke gerne beraten werden.

Kultursensible Pflege muss immer den religiösen Aspekt im Auge haben, der sich aus den religiösen Pflichten und den kulturellen Vorstellungen ergibt.

So sollte eine Frau immer von Frauen und ein Mann von Männern gepflegt werden und diese Regel nur in Ausnahmefällen durchbrochen werden. Es kann ein religiös-kultureller Stress für einen Muslim oder eine Muslima sein, vom anderen Geschlecht nackt gesehen zu werden. Diese Regel gilt auch noch für die Toten.

Frauen ab der Pubertät tragen häufig ein Kopftuch; dies ist jedoch bei vielen Frauen auch nicht der Fall.

Von hoher Bedeutung sind die *religiösen Feste*. Die beiden Feste sind das „Fest des Fastenbrechens" (ʿĪd al-fitr) und das „Opferfest" (ʿĪd al-Adhā).

Das „Fest des Fastenbrechens" ist ein Fest, das mit dem Sonnenuntergang des letzten Fastentages beginnt und drei Tage dauern kann. Am frühen Morgen des nächsten Tages kommen die Muslime zum rituellen Festgebet zusammen. Dann werden Speisen und alkoholfreie Getränke in den Moscheen und in den Häusern gereicht. Kinder, Familienmitglieder, Freunde und Bedürftige bekommen Süßigkeiten oder Geschenke, weshalb das Fest auch „Zuckerfest" genannt wird.

Das Opferfest ist das höchste islamische Fest. Es wird in Erinnerung an den Propheten Abraham gefeiert, als er versuchte, als Beweis seines Gehorsams gegenüber Gott, seinen Sohn Ismael zu opfern. Als Gott seinen Glauben sah, schritt er jedoch ein und Abraham opferte ein Tier und nicht seinen Sohn. Muslime opfern wie Abraham einen Bock, um Gott für die Rettung des Lebens von Ismael zu danken. Sie versammeln sich am Morgen des ersten Tages zum rituellen Festgebet und feiern vier Tage lang.

Über Isamael, der als Stammvater der Araber gilt, sind die drei Religionen Judentum, Christentum und Islam mit einander verwandt. Es ist beeindruckend, den Quran und die Bibel vergleichend zu lesen und viele verwandte Texte zu finden.

Muslim ist nicht gleich Muslim. Im Laufe der Geschichte haben sich verschieden islamische Strömungen herausgebildet, die sich in religiösen und politischen Einstellungen unterscheiden.

In Deutschland leben überwiegend Sunnit/innen (74,1%), gefolgt von Alevit/innen (12,7%) und Schiit/innen (7,1%). Die Unterschiede sind zum Teil so groß, dass es wichtig ist, in der Begleitung auf Besonderheiten zu achten, die Sie von Angehörigen oder der Religionsgemeinschaft erfahren (www.bmi.bund.de/cae/.../vollversion_studie_muslim_leben_deutschland_.pdf, 20.05.2017).

Blick in die Praxis

BEISPIEL

Eine sunnitische Familie lebte in direkter Nachbarschaft mit einer allevitischen Familie. Die Aleviten werden von den Sunniten nicht als „echte Muslime" anerkannt, weil sie die religiösen Pflichten in ihren Augen lockerer handhaben und z.B. nicht im Monat Ramadan fasten. Zudem wur-

> den die Aleviten im 16. Jahrhundert in der Türkei verfolgt und es gibt einen schmerzlichen Graben zwischen den Muslimen.
> Als der Großvater der sunnitischen Familie starb, war die nachbarschaftliche Verbundenheit stärker, denn der Sohn holte den Nachbarn zu sich und bat ihn um seine Unterstützung bei den religiösen Waschungen, den Gebeten und dem Einkleiden des Verstorbenen.

Aleviten haben sich in Deutschland zusammengeschlossen und wenn möglich, haben sie ihre eigenen Gemeinden, eigenen Bestatter und eigenen Waschräume für die rituelle Waschung der Toten. Es ist gut, um die konflikthaften Unterschiede zu wissen, aber auch offen zu sein dafür, dass die konkreten Menschen, die mit einander arbeiten und leben, im anderen den Menschen, den Muslim sehen und nicht die Unterschiede hervorheben.

Der größte Teil der in Deutschland lebenden Muslime kommt aus der Türkei, insgesamt sind es jedoch fast 50 verschiedene Herkunftsländer. Weltweit leben die meisten Muslime in Indonesien. Dort hat sich der Islam durch fünf muslimische Händler ausgebreitet.

Das muslimische Verständnis von Leben, Krankheit, Sterben und Tod

> „Niemals wird der Muslim Anstrengung, Krankheit, Trübsal, Kummer, Übel oder Schaden erleiden, sogar wenn ihn nur ein Dorn sticht, ohne dass Allah ihn dies als Sühne für seine Sünden zurechnet." (www.der-islam.com/Hadise/Hadise%20Thema%20D/diesseits.htm, 08.05.2017)

Das Leben wird im Islam als Leihgabe verstanden, für das der Mensch Sorge trägt. Gesundheit ist ein Geschenk Gottes und es ist Aufgabe des Menschen, Körper und Seele zu pflegen. Im Falle einer Krankheit ist somit alles zu tun, was der Heilung dient. Für Muslime ist eine Patientenverfügung zu verfassen möglich, jedoch bisher kaum üblich. Die Wahl einer palliativen Behandlung, die auch die Schmerztherapie mit starken Medikamenten, die das Leben verkürzen können, umfasst, ist erlaubt. Aktive Sterbehilfe wird jedoch abgelehnt.

Das eigene Leben und das anderer ist zu schützen und es darf nicht getötet werden.

Eine Organspende ist möglich, bei der lediglich das Herz ausgeschlossen bleibt.

Krankheit und Leiden können religiös als Prüfungen Gottes verstanden werden, um Geduld zu lernen oder auch als Schuld, die zur Buße aufruft. (Zentralrat der Muslime 2013) Der Tod gehört zum Leben:

Sure 3, Vers 158
„Jede Seele wird den Tod kosten, und euch wird euer Lohn am Tag der Auferstehung vollständig gegeben; und wer da vom Feuer ferngehalten und ins Paradies geführt wird, der soll glücklich sein. Und das irdische Leben ist nichts als ein trügerischer Nießbrauch.
Wahrlich, ihr sollt geprüft werden in eurem Gut und an euch selber, und wahrlich, ihr sollt viele Verletzende Äußerungen von denen hören, welchen die Schrift vor euch gegeben wurde und von denen, die Allah Gefährten (zur Seite) setzen. Wenn ihr jedoch geduldig und gottesfürchtig seid – dies ist wahrlich ein Zeichen von fester Entschlossenheit." (Khoury 2007, 56)

Der Mensch muss im Islam nach seinem Tod genauso ehrenvoll behandelt werden, wie er auch zu Lebzeiten in seiner Würde zu respektieren war, so dass eine Obduktion nur erlaubt ist, wenn es wichtige Gründe dafür gibt und eine Verbrennung des Leibes ist gar nicht vorstellbar.

Der einschneidende Übergang von Leben in den Tod wird von Ritualen und Vorschriften begleitet. Einen Sterbenden zu begleiten und ihm den Übergang vom Diesseits ins Jenseits zu erleichtern ist eine gute Tat, die den Gläubigen bei Gott angerechnet wird. Ähnlich wie im Judentum sollen die Sterbenden nicht durch unachtsame Worte und Taten belastet werden und ihnen soll die Barmherzigkeit Gottes zugesagt werden. Für ihr Seelenheil sollen die Anwesenden so viel wie möglich beten. Sie unterstützen die Sterbenden durch das Rezitieren des Bekenntnisses, da in ihrer Vorstellung die Sterbenden noch in der Sterbestunde vom Teufel (Shaitan) besucht werden, der versucht, sie vom Islam abzubringen.

Vor dem Tod sollen alle Angehörigen, sofern möglich, kommen und die Sterbenden um Vergebung bitten für alles, was sie ihnen womöglich im Leben angetan haben. So sollen auch den Sterbenden alle (finanziellen) Schulden erlassen werden. Der oder die Sterbende soll einen leichten Weg haben und die Hinterbliebenen sollen nicht durch ihre Schulden beschwert werden.

Ist der Sterbemoment wahrnehmbar, sollte die oder der Sterbende auf der rechten Seite mit Blick gen Mekka liegen, wenn dies bequem möglich ist. Mit sanfter Stimme soll das Glaubensbekenntnis, während der Tod eintritt, gesprochen werden.

> *Die Einheitsformel: „La ilaha illallah" („Es gibt keine Gottheit außer Allah") gefolgt von dem Glaubensbekenntnis: „Aschhadu an-la ilaha illallah, wa-aschhadu anna muhammadan abduhu wa-rasuluh" („Ich bezeuge, es gibt keine Gottheit außer Allah, und ich bezeuge, dass Muhammad sein Diener und Gesandter ist.") (www.orientdienst.de/muslime/minikurs/bekenntnis/, 8.5.2017)*

Der Tod wird als Rückkehr zu Gott gesehen. Religiös wird der Übergang zum Tod so vorgestellt, dass der Todesengel Asrael jede und jeden abholt. „Der Tod ist hier nicht der Sensemann, sondern ein Engel, der den Menschen zu Gott führt." (Eisingerich 2012, 158)

> *„Sprich: Abrufen wird euch der Engel des Todes, der mit euch betraut ist. Dann werdet ihr zu eurem Herrn zurückgebracht." (Sure 32, 11; Sure 6, 60–62, Khoury 2007, 317; 101)*

Mit der Rückkehr zu Gott ist auch die Vorstellung eines Gerichtes verbunden. Der Todesengel reißt die Seele aus dem Leib und zeigt ihr das Paradies und die Hölle. Ihr wird dabei ihr Leben vor Augen geführt und er wird an seinen „guten Taten" gemessen, die er seiner Familie, aber auch Bedürftigen ohne Ansehen von Volkszugehörigkeit, Sprache und Religion zukommen ließ. (Sure 4, Vers 36; Sure 76, Vers 8, Khoury 2007, 458) Gute Taten werden zehnfach und böse Taten einfach gerechnet.

Nach der Begegnung mit dem Todesengel kehren die Toten wieder in ihre Gräber zurück und warten auf das Jüngste Gericht. Daher resultiert das ewige Ruherecht im Grab.

Im Grab werden die Toten durch Engel mit Fragen geprüft:

> *„Wer ist dein Gott?" „Gott". „Wer ist der Prophet?" „Mohammed". „Welches ist deine Religion?" „Islam" (Eisingerich 2012, 160)*

Werden die richtigen Antworten genannt, wird der/dem Tote/n *am Ende* das Paradies verheißen. Sind die Antworten falsch, beginnen die Strafen bereits im Grab. Dies gilt auch für die, die zwar das Bekenntnis richtig sprechen, aber im Leben böse gewesen sind.

Am Tag des Jüngsten Gerichts kommen die Seelen in die Hölle oder sie werden zu Gott ins Paradies eingehen.

„Mit dem Paradies, das den Gottesfürchtigen versprochen worden ist, ist es wie folgt: Unter ihm fließen Bäche, und es hat ständigen Ernteertrag und Schatten. Das ist das, was im Jenseits für die Gottesfürchtigen folgt. Und was im Jenseits für die Ungläubigen folgt, ist das Feuer." (Sure 13, Vers 35, Khoury 2007, 191)

Es hängt also die Zukunft bei Gott vom hier geführten Leben ab und es ist den Angehörigen möglich, für die Sterbenden zu beten.

Für die Sterbenden und bei der Beerdigung soll die Sure 36 Ya-Sin rezitiert werden. Tritt der Tod ein, verstummt die Rezitation.

„Im Namen Allahs, des Allerbarmers, des Barmherzigen! Ya Sin (36:1) Beim vollkommenen Quran! (36:2), du bist wahrlich einer der Gesandten (36:3), der auf einem geraden Weg ist (36:4) (Dies ist) eine Offenbarung des Erhabenen, des Barmherzigen (36:5), auf dass du Leute warnst, deren Väter nicht gewarnt worden sind, und die daher achtlos sind. (36:6) Bereits hat sich das Wort gegen die meisten von ihnen als wahr erwiesen; denn sie glauben nicht. (36:7) Um ihren Hals haben Wir Fesseln gelegt, die bis an das Kinn reichen, so dass ihr Haupt hochgezwängt ist. (36:8) Und Wir haben vor ihnen einen Wall errichtet und ebenso hinter ihnen einen Wall (errichtet), und Wir haben sie verhüllt, so dass sie nicht sehen können. (36:9) Und ihnen ist es gleich, ob du sie warnst oder ob du sie nicht warnst; sie werden nicht glauben. (36:10) Du vermagst nur den zu warnen, der die Ermahnung befolgt und den Allererbarmer im Verborgenen fürchtet. Gib ihm darum die frohe Botschaft von Vergebung und einem ehrenvollen Lohn (36:11) Wahrlich, Wir sind es, Die die Toten beleben, und Wir schreiben das auf, was sie begehen, zugleich mit dem, was sie zurücklassen; und alle Dingen haben Wir in einem deutlichen Buch verzeichnet. (36:12)" (Tafsir Al-Qur'an Al-Karim (o.J.), 1007f.)

Angestrebt wird eine Beerdigung innerhalb von 24 Stunden, was sich nicht immer umsetzen lässt, besonders dann nicht, wenn ein Muslim oder eine Muslima in ihrem Heimatland beigesetzt wird.

Gleich nach dem Tod wird der Leib rituell von Gebeten begleitet, gewaschen und in weiße Tücher gewickelt. Eine Frau wird von Frauen gewaschen und ein Mann von Männern. Die Waschungen werden in einem speziellen Raum der Moschee oder bei einem Bestatter durchgeführt. Da wenig Zeit zur Verfügung steht, gibt es kaum Zeit Zuhause oder im Pflegeheim, Abschied zu nehmen. Hierin unterscheiden sich die Bedürfnisse und die Kultur, die z. B. in Pflegeeinrichtungen durch Palliative Care entstehen.

138 Spiritualität der Religionen

BEISPIEL

Blick in die Praxis

In einem multikulturellen Pflegeheim, das eine palliative Kultur in der Pflege, Begleitung und der Abschiednahme entwickelt hat, haben die Mitarbeitenden selten Gelegenheit sich von einer muslimischen Bewohnerin oder einem Bewohner zu verabschieden. Sie „sind immer schon weg", da die Familie und die Gemeinde in gebotener Eile die Toten durch einen Bestatter abholen lässt. Diese kulturelle Eigenart wird in dem Pflegeheim respektiert, aber für die Trauer der übrigen Bewohner/innen und der Mitarbeitenden wird an einem Erinnerungsort ein Bild aufgestellt von der Person oder der 1. Sure Fathia und bei der Erinnerungsfeier wird an sie mit einer weißen Rose gedacht.

Nach der Waschung der Verstorbenen wird in der Moschee das Totengebet gesprochen, das der Imam leitet und an dem die Gemeinde teilnimmt.

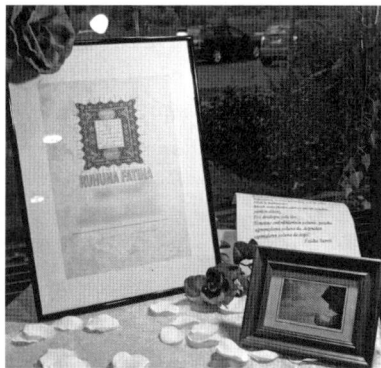
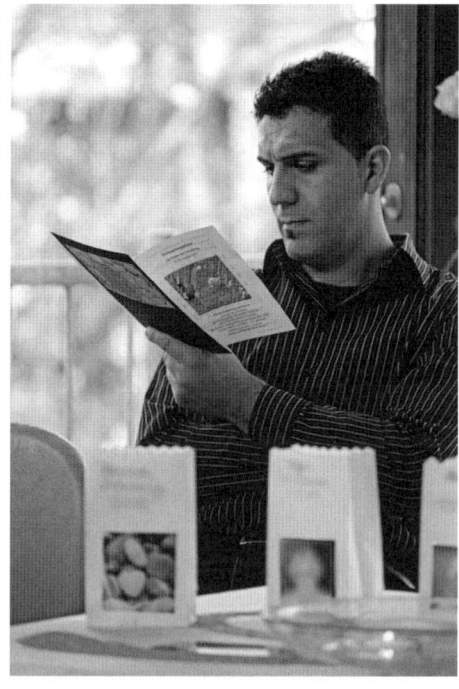

Abb. 6.16: Erinnerung an einen verstorbenen muslimischen Bewohner mit der Ruhuna Fatiha.

Abb. 6.17: Muslimischer Mitarbeiter während einer interkulturellen Erinnerungsfeier für verstorbene Bewohner/innen.

Sind alle Rituale vollzogen, soll die Beerdigung nicht aufgeschoben werden. Wenn möglich werden Muslime ohne Sarg, allein in Tücher gewickelt begra-

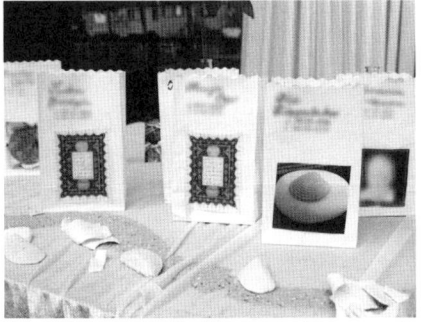 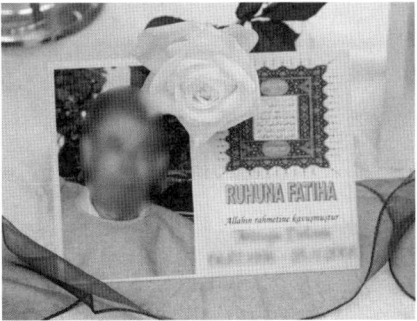

Abb. 6.18: Erinnerungskarten, die für die Feier aufgestellt werden und mit Fotos, symbolischen Muschelbildern oder dem Bild der Ruhuna Fatiha für muslimische Bewohner gestaltet sind.

Abb. 6.19: Foto von einer jährlich stattfindenden interreligiösen Erinnerungsfeier in einem multikulturellen Seniorenzentrum. Für verstorbene Menschen christlicher Prägung wird eine Kerze angezündet und für muslimische Bewohner/innen eine weiße Rose abgelegt.

ben. In Deutschland gibt es einige wenige Friedhöfe, die dies zulassen, sonst wird ein einfacher Holzsarg verwendet.

Die Verstorbenen sollen im Grab auf die rechte Seite mit Blick nach Mekka gebettet werden; dazu steigt jemand mit ins Grab. Die Trauergäste schaufeln das Grab mit Erde zu.

An der Beerdigung nehmen entweder nur Männer teil und die Frauen stimmen Zuhause die Totenklage an oder die Frauen sind im Hintergrund. Während des Begräbnisses sollen die Hinterbliebenen ihre Trauer beherrschen und nicht durch lautes Geschrei den Willen Gottes anzweifeln und die Toten nicht stören.

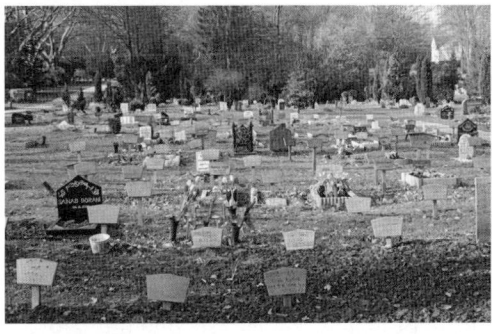 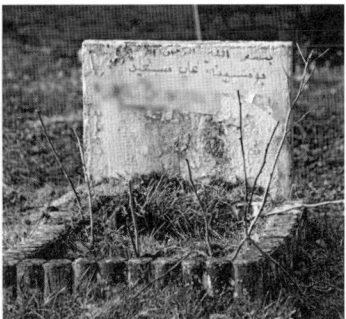

Abb. 6.20: Muslimisches Gräberfeld in Essen.
Abb. 6.21: Muslimisches Grab in Essen.

Nach dem Begräbnis wird ein Bittgebet gesprochen und es wird für die Sündenvergebung der Toten gebetet.

Der Tod soll kaum Kosten verursachen, daher sollen die Toten an dem Ort beigesetzt werden, wo sie gelebt haben und die Gräber schlicht ohne aufwendigen Schmuck gestaltet werden. Das Geld soll lieber Bedürftigen gespendet werden.

Auf einigen muslimischen Grabsteinen finden sich Inschriften der ersten Sure: Ruhuna Fatiha.

6.4 Biografischer, kultureller und musischer Ausdruck von Spiritualität

Neben den religiös geprägten Vorstellungen im Umgang mit Leiden, Krankheit, Sterben und Tod gibt es viele biografische, kulturelle und musische Ausdrucksweisen, die eine spirituelle Dimension haben können. Sie drücken sich in Symbolen, Texten, Bildern, Liedern und Handlungen aus.

Diese Aspekte sind grundsätzlich von Bedeutung, jedoch besonders wichtig in der Begleitung von Menschen, die religionslos aufgewachsen sind, wie viele Menschen in der ehemaligen DDR und Menschen aus anderen Ländern, in denen Religion und Kirchen durch staatliches Handeln unterdrückt wurden.

Es können hier nur einige Beispiele genannt werden, die für Menschen, die sich in keiner Religion heimisch fühlen, eine spirituelle Qualität haben können.

Spiritual Care in den neuen Bundesländern

Eine Spiritual Care in den neuen Bundesländern hat andere Voraussetzungen und wird andere Anknüpfungspunkte für eine spirituelle Sorge um alte Menschen finden, die sich eher im Sozialen und in den kulturellen Symbolen zeigen.

Zur Zeit der Staatsgründung der DDR 1949 gab es noch über 90 % Christ/innen. Sie waren überwiegend lutherische Protestant/innen. In den folgenden Jahren kam es durch die atheistische und religionsfeindliche Bildungspolitik des Staates zu einer Entfremdung von Kirche und Religion, so dass zum Zeitpunkt des Mauerfalls 1989 nur noch ca. 40 % der Menschen zu einer Kirche gehörten. Es fehlte nicht nur an Unterstützung der Kirchen, sondern sie und ihre Mitglieder waren starken Repressalien ausgesetzt. So hatten z. B. Kinder von Pfarrern in der Regel keine oder erschwerte Zugänge zur akademischen Bildung. Durch diese staatlich-ideologische Bekämpfung von Religiosität schmolzen die Kirchen zusammen zu kleineren Gemeinden, die an ihrem Bekenntnis festhielten und die Repressalien in Kauf nahmen. Nach dem Mauerbau von 1961 entspannte sich das Verhältnis zwischen Staat und Kirche und diese entwickelte ein Profil der „Kirche im Sozialismus".

Über Jahrzehnte verloren sich so religiöse Traditionen und Rituale in den Familien. Der Staat übernahm einige klassische religiöse Übergangsrituale, wie die Jugendweihe anstelle der Konfirmation. Beide gestalten für Jugendliche durch unterrichtliche Vorbereitung und eine Feier den Übergang ins Erwachsenenalter. Ebenso wurden weltliche Trauerfeiern beim Abschied und der Beerdigung gefeiert. Insgesamt verloren die Religiosität und ihre Ausdrucksformen an Bekanntheit und Bedeutung für die Menschen der DDR.

Die Religion hielt sich jedoch wach in der Musik. Die Prägung durch Johann Sebastian Bach, den Kantor der Thomaskirche im thüringischen Leipzig, oder die berühmten sächsischen Chöre in Dresden, der Kreuzkirchchor und der Knabenchor der Kreuzkirche, gehörten zum Selbstbewusstsein der DDR. In der Kirchenmusik wurde das Geistliche bewahrt und kultiviert, sodass sie bis heute viele Anknüpfungspunkte für eine religiös-kulturelle Spiritual Care bieten kann.

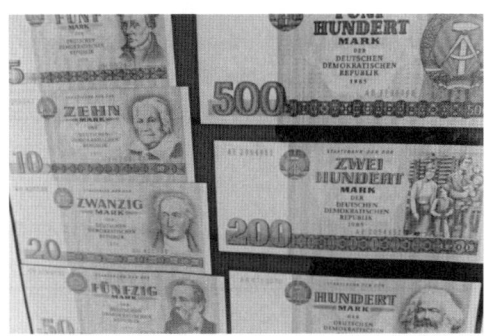

Abb. 6.22: Fotos von Geldscheinen der DDR auf dem Wohnbereich eines Pflegeheims, auf dem das Modell H.I.L.DE umgesetzt wurde.

Eine Stimme aus der Praxis

„Die Beschäftigten im Gesundheitswesen in der DDR kannten beispielsweise den selbstverständlichen Umgang mit Symbolen des Katholizismus wie dem Kreuz oder das Aufsagen von Gebeten beim Abschied i.d.R. nicht. Andererseits stand meist ein anderer Rahmen als der christliche, um ganz andere Symbole oder Rituale zu verwenden, nicht zur Verfügung. Wenn überhaupt, dann wurden hauptsächlich Rituale und Symbole aus der Biografie des Menschen abgeleitet. Was hatte er für einen Beruf, welcher Zunft gehörte er an, welche Hobbys betrieb er.

142 Spiritualität der Religionen

> Tod und Sterben waren in der DDR kein gesellschaftliches Thema wie heute. Weder Ärzte noch die Pflegenden hatten es gelernt, Sterbebegleitung in den Einrichtungen zu praktizieren. Es gab Menschen, welche sich jedoch sehr stark für eine Sterbebegleitung eingesetzt haben. Nicht zu vergessen sind dabei die diakonischen Einrichtungen, u. a. Krankenhäuser und Altenheime, die durchaus ein wichtiger Bestandteil des Gesundheitswesens in der DDR waren. Sie wurden auch mit staatlichen Mitteln unterstützt. Sicherlich auch aus der Selbsterkenntnis des Staates heraus, dass er nicht alles allein schaffen kann.
>
> Ich kann es nur unterstreichen, gerade bei der palliativen Betreuung von Menschen mit Demenz ist es außerordentlich wichtig, mit Ritualen und Symbolen zu arbeiten. Es ist für uns in den neuen Bundesländern immer noch schwierig, das zeigen meine Erfahrungen im Rahmen der Zusammenarbeit mit vielen Einrichtungen, die dabei bestehenden Unsicherheiten zu überwinden. Das hängt sicherlich auch damit zusammen, dass es viele konfessionell ungebundene Verbände gibt, welche kulturell heterogenes Personal beschäftigen." (Heimleiter des ASB Seniorenpflegeheims „Willy Stabenau", Zwickau)

Die spirituelle Dimension in der Biografieerfahrung

Lebenserfahrungen sind eine bedeutsame Quelle für die Spiritual Care. Menschen, Erfahrungen, Symbole und Dinge, die aus der Biografie heraus eine spirituelle Dimension haben, können aus dem Wohnumfeld, dem Zusammenleben und aus dem Erzählen wahrgenommen und erkannt werden.

Da Spiritualität eine Dimension ist, die sich durch alle Lebensbereiche ziehen kann, können Sie noch einmal einen Blick auf die Bedürfnispyramide von Abraham H. Maslow (Kap. 3, Abb. 3.7) werfen. Aus dem Bereich der Selbstverwirklichung können sich z. B. Symbole von Hobbies finden, wie das Wandern in den Bergen oder begeistertes Skifahren. Der eigene Garten oder ein Motorrad können auf dieser Ebene eine spirituelle Dimension bekommen, wenn sie ein Lebensgefühl treffen, das für einen Menschen den Alltag transzendieren und verändern kann, indem es mit Sinn und Identität verbunden ist. Hier lege ich ein weites Verständnis von Spiritualität zugrunde.

Hinweise findet man häufig in der Gestaltung der Wohnung. Es können Bilder und Fotos von Naturlandschaften sein, Gegenstände, wie die Grubenlampe eines Bergmanns, das Banjo eines Hobby-Jazzmusikers oder eine selbstgebaute Weihnachtspyramide. Die Übergänge der Symbole in den Bereich der *Ich-Bedürfnisse* nach Maslow können hier fließend sein. Wenn ein Kern von Spiritualität

Biografischer, kultureller und musischer Ausdruck von Spiritualität 143

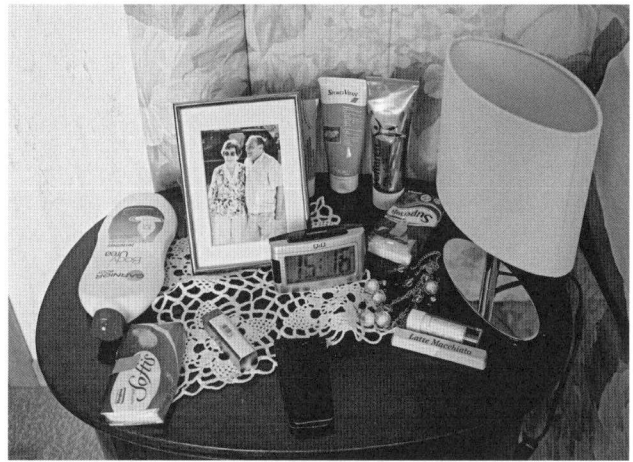

Abb. 6.23: Der Nachttisch ist ein klassischer Ort für persönlich bedeutsame Dinge, die sich mit dem alltäglich Notwendigen mischen. Hier: Das Bild des Ehepaares, Lippenstift und Schokolade neben Pflegeartikeln.

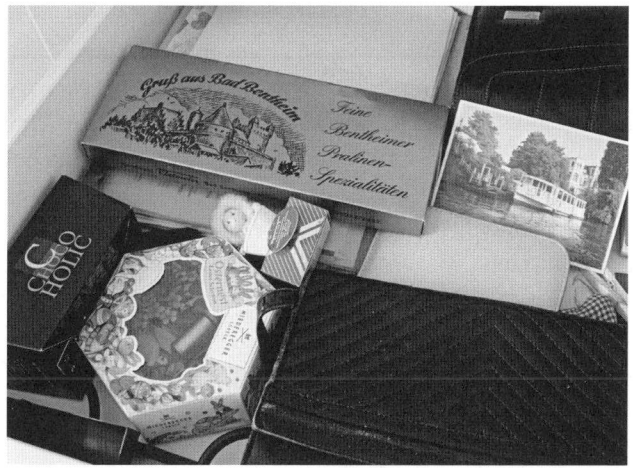

Abb. 6.24: Alles, was von Bedeutung für eine Dame mit Demenz ist, kommt in ihre Schublade im Kleiderschrank oder in ihr Nachttischchen. Pralinen aus ihrer Heimatstadt, ihre Handtasche, einen Lippenstift in einer leeren Konfektschachtel, eine Postkarte von ihrem Sohn. Wenn ein Geschenk dort hineingelegt wird, weiß man, dass es Bedeutung für sie hat.

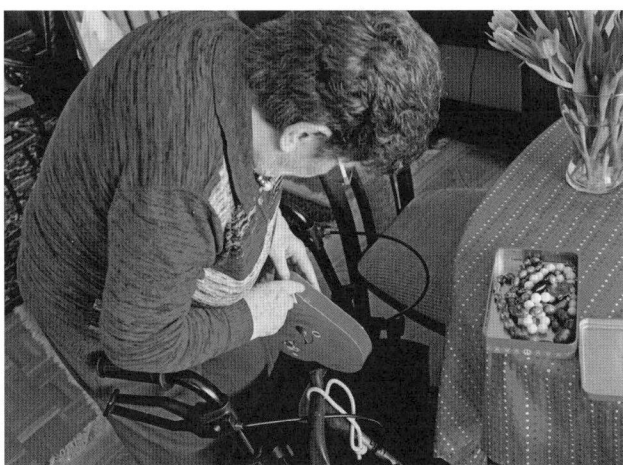

Abb. 6.25: Ebenso ist der Rollator für das Aufbewahren von besonders bedeutsamen Dingen da. Ihre Modeschmuckketten trägt sie in einer Plätzchen-Geschenkpackung, die ihr ihr Sohn aus dem Elsass mitgebracht hat, im Rollator bei sich.

die Verbundenheit mit sich, anderen und einer höheren Wirklichkeit ist, kann die gespürte Erinnerung an den Erfolg im Leben eine spirituelle Dimension haben. Ideen dazu können das Foto von einem Dienstjubiläum geben, ein Sportabzeichen, eine Medaille oder ein Familienfoto, auf dem die ganze Familie um das Oberhaupt geschart ist. Auch hier findet sich wieder ein fließender Übergang zu den *sozialen Bedürfnissen*. Sie werden bei vielen eine Quelle von Spiritualität sein, weil die Verbundenheit mit anderen Menschen ein Lebensgefühl wesentlich prägt, das mit Liebe, Vertrauen und Zugehörigkeit verbunden ist. Neben dem Status, den jemand in der Familie hatte oder der Rolle, wie die fürsorgliche Mutter, die weitgereiste Tante, der starke Vater oder das lustige Kind, sprechen Fotos von An- und Zugehörigen die Sprache von Verbundenheit. Die Zeichnung eines Enkelkindes, das eigene Hochzeitsbild und das der Kinder finden sich in vielen Zimmern von Bewohner/innen in Pflegeeinrichtungen. Sie werden dort noch einmal wichtiger als vielleicht Zuhause, wo die Angehörigen präsent sind.

Wichtig ist, hier nicht der Gefahr von Idealisierung zu erliegen. Die überwiegend harmonischen, guten Beziehungen sind eher selten. Oft ist mit der Familie und den Freund/innen auch eine schmerzhafte Geschichte verbunden. Gefühle von Eifersucht, ein „Zukurzgekommensein", weil der Bruder „mehr wert war" als man selbst, Erfahrungen von Missachtung, Betrug, ungelösten Konflikten und ungelebter Trauer können emotional wieder aufbrechen. So ist es auf dem Weg zur eigenen Sensibilisierung für das, was jemandem eine Verankerung, eine spirituelle Verbundenheit, geben kann, wichtig, sich aufmerksam umzuschauen und die Resonanz der Menschen, um die es geht, wahrzunehmen. Spirituelle Verbundenheit lässt sich nicht aus dem Klischee heraus beantworten.

Gerade wenn das Leben durch eine Altersverwirrtheit betroffen ist, fühlen viele den sozialen Schmerz, dass sie aus der Gemeinschaft herausgefallen sind, da es bisher wenigen Menschen gelingt, ihre/n Angehörigen in der Demenz in der alten Vertrautheit, Unbefangenheit und Liebe zu begegnen und so den letzten Lebensweg mitzugehen.

Zur sozial-spirituellen Dimension, die oft unbeschwert ist und schöne Erfahrungen schenkt, gehört die Begegnung mit Tieren und der Natur. Tiergestützte Begegnungen, z. B. von einem Hundebesuchsdienst in Pflegeeinrichtungen, der Hauskater, die Vögel in der Voliere im Eingangsbereich, die Vögel im Garten oder im Vogelhäuschen vor dem Fenster können mit ihrer Präsenz und ihrem Gesang eine schöne Verbundenheit herstellen, in der die Demenz keine Rolle spielt.

Kultur ist Heimat und das Bild der Heimat ein tiefes Symbol für Zugehörigkeit. Daher ist das Bild der Heimat und des Zuhauses in vielen Religionen ein starkes Motiv, um die Verbundenheit mit Gott und dem Jenseits, der ewigen Heimat, auszudrücken, wie auch die Zugehörigkeit zu einer Gemeinschaft, der geistigen oder geistlichen Heimat.

Kulturelle Heimat wird gespürt, wenn man den gleichen Dialekt spricht. In der Sprache fühlt man sich schnell Zuhause und zugehörig. Kulturelle Heimat

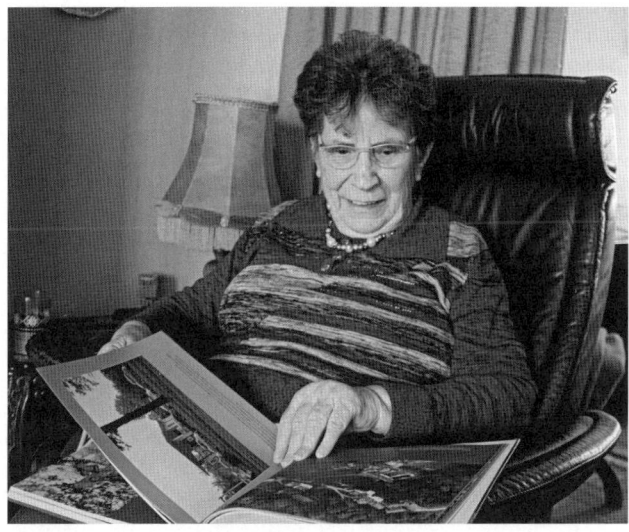

Abb. 6.26: Der Geburtsort spielt eine große Rolle.

äußert sich auch in Festen und Musik: Das können das Schützenfest, Karneval oder regionsbezogene Volks- und Weihnachtslieder sein.

Das Anschauen alter „Heimatfilme" oder Bildbände aus der Heimatregion können in der Verbundenheit, der Identität des „Da-gehöre-ich-hin" eine spirituelle Dimension haben.

In dem schönen Buch „Wie klingt, was du glaubst" (Dunker 2013) beschreiben verschiedene Menschen aus ihrer kulturellen Prägung heraus mit der Musik, was für sie von Bedeutung ist. So auch Sigrid Thost:

„Ich bin aus der DDR geflüchtet, weil man mir angetragen hat, dass ich Kleinkaliberschießen lernen und unterrichten sollte. Ich war damals schon im Lehrerberuf und habe dem Schulleiter gesagt: ‚Nein, ich sehe immer noch die Spruchbänder nach dem zweiten Weltkrieg. Nie wieder soll eine Mutter ihren Sohn beweinen. Und jetzt soll ich als Lehrerin meinen Schülern das Schießen beibringen? Das mach ich nicht.' (…) Was blieb mir jetzt übrig? Nur die Flucht. Ich habe mir einen kleinen Koffer gepackt mit ein paar Familienfotos, etwas Schmuck, etwas Geld, und bin dann nach Westberlin. (…) Ich habe diesen Schritt nie bereut, weil ich hier wieder gelernt habe, was Freiheit bedeutet. (…) Ich bin seit einigen Jahren blind. Das schränkt mich sehr ein. Ich brauche immerzu einen Menschen an der Seite, der diese Behinderung ausgleicht. Unbegrenzte Freiheit gibt es vielleicht nur in der Kunst. Sozusagen in einer höheren Welt, die dort geschaffen wird. Die „Neunte Symphonie", „Freude schöner Götterfunken", das ist für mich das Non plus Ultra. Da kommt dieser Freiheitsgedanke schon sehr zum Tragen. Etwas Freiheitsgebundeneres kann ich mir nicht vorstellen." (Dunker 2013, 22f.)

Fragen Sie einmal die Menschen, was sie mitnehmen würden, wenn sie auf eine einsame Insel gingen und nur einen Koffer mitnehmen könnten. Darüber erfahren Sie Wesentliches, was für sie von Bedeutung ist und können dort die persönlichen Bezüge kennenlernen.

Texte und Gedichte sprechen aus der Seele. Poesie kann durch ihre Freiheit in der Veränderung von Sprache und in der Melodie, wie sie Worte in Beziehung setzt, für den, der schreibt, erlösend sein und für die, die hören, den unausgesprochenen Gefühlen Worte verleihen. Poesie vermag es, wie Kunst überhaupt, etwas zu lösen, zu erlösen und wie in einem Ritual, etwas wichtiges Unausgesprochenes auszudrücken.

Wenn man mit etwas innerlich ringt, suchen Seele und Geist nach einer Form. Man sagt auch „jemand geht mit etwas schwanger". Es ist dann wie eine Geburt, wenn ein unausgegorenes Gefühl, etwas, was den Geist gedanklich nicht loslässt und sich vielleicht auch körperlich in Schmerzen äußert oder im Zusammenleben Schwierigkeiten macht, einen Ausdruck bekommt. So können ein Bild, ein Wort, eine Handlung, dem Gestalt verleihen, was innerlich nach Ausdruck sucht. Das kann man durch die eigene kreative Aktivität finden oder indem man etwas hört oder sieht. Man spürt dann eine Berührung, wird ergriffen, dass die Tränen in die Augen steigen können.

Symbole und Kunst weisen über das, was man sieht und hört hinaus, teilen mit der Spiritualität das Unsagbare, das Intime und das Erlösende.

Abb. 6.27 kann ein Bild sein für jemanden, der mit etwas ringt, z. B. mit der inneren Not, die ein Mensch mit Demenz erleben kann, wenn ihr oder ihm die Fähigkeit, selbständig zu leben, entgleitet. Wenn man nach den richtigen Worten sucht und sie nicht kommen wollen.

Ein Leben mit Demenz kennt diese inneren Kämpfe in allen Beteiligten. Wenn man dann ein Bild sieht oder ein Wort hört, dass genau das ausdrückt, kann man auf es verweisen und der innere Kampf findet ein Ende. „Ja, so ist das; so fühlt sich das an" erlöst die innere Not. Dieser Moment des Findens kann als ein spiritueller Moment wahrgenommen werden. Wenn sich der Blick in einem Bild verfängt, kann man in wenigen Sekunden sein Lebensgefühl ausgedrückt sehen. In diesem Bild könnte man eine Welle sehen, die einen mitreißt, belebt und vielleicht gefährlich in ihrem Schwung werden kann. Und dann kommt etwas in den Schwung der Woge, das mich dennoch hält. Das Betrachten von Bildern und Symbolen benötigt keine Worte, die es beschreiben, sondern ist zunächst ein emotionales „Gespräch" mit dem Bild.

Poesie und Kunst können Menschen verbinden, man kann sie teilen und mitteilen. Man sieht das Verstehen in den Augen der anderen, in einer verbindenden Berührung der Hände, die intuitiv und spontan geschieht.

Die Seele sucht sich die Bilder, die sie erlösen und daher kommen sie wie von woanders her „in den Sinn". Da liegt jemandem auf einmal ein Vers auf der Zunge und er spricht aus, was im Moment geschieht. Das kann ein „Ach, du lieber Augustin, alles ist hin" sein oder ein „Mein Gott, mein Gott, warum hast du mich verlassen?" Es kommt in den Sinn, was uns vertraut ist. Daher sind die Worte, Lieder und Rituale so kraftvoll. Sie sind vielfach seit Kindheit eingeübt, und die Seele greift nach ihnen ohne sie sich neu erarbeiten zu müssen.

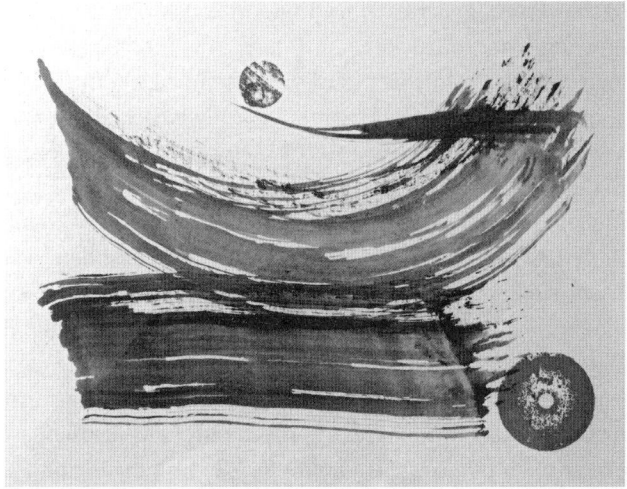

Abb. 6.27: „Ohne Titel"

Symbole aus der eigenen Lebensgeschichte

Symbole, die ausdrücken, was jetzt geschieht und empfunden wird, können aus der Biografie heraus in die Jetzt-Situation übertragen werden. Wenn eine Frau erlebt, dass sie nicht zu der Gemeinschaft gehört und die Ablehnung der anderen spürt, kann sie durch eine Analogie zur eigenen Lebenserfahrung ausdrücken, was jetzt nicht sagbar ist.

In dem Dokumentarfilm „Der Tag, der in der Handtasche verschwand" von Marion Kainz (2000) wird eine Szene gezeigt, in der Frau Mauerhoff, die von der Filmemacherin ein Jahr lang begleitet wurde, aus dem Gemeinschaftsraum kommt und meint, dort seien alle aus ihrem Kegelclub, alle die sie hassen. Eine alte Erfahrung, die sie früher gemacht hat, wird hier zum Bild für das aktuelle Gefühl, nicht dazuzugehören. Die Erinnerungen gehen in der Demenz nicht verloren. Dieses Pauschalurteil trifft nicht zu, wie man durch die Erfahrungen aus dem Zusammenleben mit Menschen, denen eine Demenz zugeschrieben wird, an einer Fülle von Beispielen zeigen kann. Erinnerungen werden geweckt und dienen der Interpretation der aktuellen Lebenssituation.

Blick in die Praxis

BEISPIEL

Frau M. im Pflegeheim fühlt sich oft einsam und weint regelmäßig. Alle ihre Angehörigen sind verstorben und sie fühlt sich alleine. Auf ihrem Wohnbereich hat sie sich mit einer Dame angefreundet; die beiden schauen gerne gemeinsam fern oder sitzen mit einer weiteren Dame vor dem Fenster und lesen Zeitung. Als ich Frau M. gegen 19 Uhr besuchte, saß sie in ihrem Zimmer und war traurig. Sie erzählte mir wieder, dass sie niemanden mehr habe; alle seien tot. Ich hörte ihr zu, vermochte aber nicht, sie zu trösten. Da öffnete sich die Tür, wie fast jeden Abend, und ihre neue Freundin Frau O. von Gegenüber kam herein. Sie zögerte erst als sie mich sah, aber Frau M. sprang sofort strahlend auf, holte sie zu sich und sagte, sie seien schon so lange Freundinnen. Sie kennen sich schon aus Zeiten, als sie in derselben Firma gearbeitet hatten und sie gehöre dazu.

Frau M. verbindet die Erinnerung an eine schöne Zeit ihrer Berufstätigkeit, in der sie beliebt war und Freundinnen hatte, mit den aktuellen neuen Freundinnen, deren Namen sie nicht weiß.

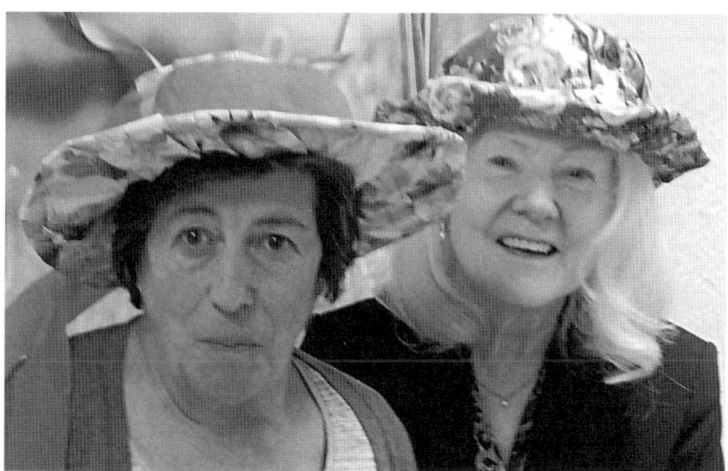

Abb. 6.28: Zwei Freundinnen.

7 Trauer und Trauerbegleitung in einer Spiritual Care bei Menschen mit Demenz

Wie trauern Menschen mit Demenz und wie können wir sie begleiten? Das Erkennen von Quellen der Spiritualität kann hier eine Hilfe sein, z. B. die Ebene des Körpers. „Ist ein Mensch desorientiert und kann sich kognitiv nicht ausdrücken, so wird Spiritualität auf der Ebene des Körpers erfahren." (Fröhlich 2012, 41 ff.). Durch die menschlich-sinnliche Zuwendung werden einem Menschen mit Demenz Lebensangebote gemacht, die den Augenblick in der Selbstwahrnehmung und in der Begegnung zu einem lebenswerten und so sinnerfüllten Moment machen.

Zuflucht
Vor dem Vergessen
Findet sich in jedem Augenblick
Im Blick der Liebe
Einer warmen Hand
Der Berührung des Jetzt
(Carmen Birkholz)

Im Alter häufen sich Abschiede: Der Abschied von der Jugend und der Funktionstüchtigkeit des Körpers; Abschied von der (Erwerbs-)Arbeit und der Familienaufgabe; Abschied von Menschen, weil die Kontaktmöglichkeiten sich verringern und abbrechen. Schließlich folgt das physische Sterben und die geliebten und vertrauten Menschen sind mehr in der Vergangenheit und auf Friedhöfen zu finden als im alltäglichen Leben.

Zudem führt der Verlust von Kraft im Alter schnell zur Überforderung bei der Gestaltung der Dinge des täglichen Lebens. Die Beschwerlichkeit schmerzt, das eigenständige Leben wird bedroht und führt nicht selten zur Aufgabe des vertrauten Wohnumfeldes. Von der eigenen Wohnung und Nachbarschaft kommt es zu einem Umzug in eine betreute Wohnanlage oder in eine Pflegeeinrichtung.

Die Abschiede häufen sich und finden sich in allen Lebensbereichen: Zu dem Verlust der eigenen Wohnung gehört das Abgeben vieler Dinge, an denen das Herz gehangen hat. Die körperliche Schwäche und der Abbau geistiger Fähigkeiten können einen Menschen verzweifeln lassen. Wünsche und Ziele für eine Zukunft werden getrübt, die Möglichkeiten eingeschränkt, Dinge zu regeln und zur Klärung zu führen und der Abschied von geliebten Menschen, Tieren und Gewohnheiten wirft alles aus der Bahn.

So wundert es nicht, wenn alte Menschen in einem Lebensgefühl der Trauer durch ihre Tage gehen.

Blick in die Praxis

BEISPIEL

Während einer Schulung mit Mitarbeitern und Mitarbeiterinnen eines Altenpflegeheimes, in der es mir wichtig war, die Teilnehmenden für die Dimension der Verluste und der Trauer der Bewohner und Bewohnerinnen zu sensibilisieren, leitete ich die „Verlustübung" an, die nach fünf Lebensbereichen fragt: Nach einem bedeutsamen materiellen Gegenstand, einer körperlichen Fähigkeit, einem Ziel, etwas Ungeklärtem und einem lieben Menschen. Bei der Auswertung der Übung fragte ein Teilnehmer, welches Ziel denn ein bettlägeriger Mensch mit schwerer Demenz noch hätte? Ob es in dieser Lebenssituation überhaupt noch ein Ziel gäbe?

Die Frage stand im Raum und wurde immer wieder aufgegriffen. Deutlich wurde, dass es bei dieser Frage um den Sinn des Lebens und um sinnvolles Leben ging.

Man fragt nach *dem* Sinn des Lebens, wenn man ihn verloren hat. Wer sein Leben spürt und lebt, fragt in der Regel nicht nach dem Sinn, sondern lebt ihn. Sinn ist somit nicht in erster Linie eine Kategorie des Verstandes, sondern eine gespürte Lebenskraft. Durch sinnliche Erfahrung und sinnliche Berührung lässt sich Sinn als Lebendigkeit erfahren. Kann das Ziel eines bettlägerigen demenzkranken Menschen sein, sich lebendig zu fühlen, seinen Körper zu spüren, Beziehung zu erleben, Liebe zu empfangen und zu geben?

Viele alten Menschen tragen die Traumatisierungen der Kriegs- und frühen Nachkriegszeit mit sich, die zu einer Lebenstrauer geführt haben, die sich in Marotten und Gewohnheiten äußern, die erschwert als Trauerreaktionen wahrgenommen werden. Gefangen in einer Demenz können alte traumatische Erfahrungen wieder erlebt werden und treffen den Menschen oft ungeschützt.

BEISPIEL

Blick in die Praxis

Eine Pflegemitarbeiterin eines Altenpflegeheims erzählte von ihrem Dienst am Silvesterabend: „Ich hatte Dienst. Es war ein schöner beschwingter Abend; einige Bewohner/innen blieben bis Mitternacht auf. Als draußen die Böller und Raketen in die Luft gingen, flüchteten einige von ihnen unter die Tische und blieben zitternd dort unter dem Tischtuch bis alles vorbei war. Sie sprachen von Bomben, riefen nach ihren Müttern oder zitterten wie Espenlaub ohne ein Wort zu sagen. Ich war erschrocken, wie heftig ihre Reaktionen waren und konnte die Angst, die sie im Krieg und im Bunker erlebt hatten, richtig fühlen."

Elisabeth Kübler-Ross (1986) hat Ende der 60er Jahre in der Begegnung mit schwerkranken und sterbenden Menschen und ihren Angehörigen geforscht. Sie beobachtete, wie Menschen, die eine erschütternde Diagnose erhielten, diese Erfahrung emotional verarbeiteten. Dabei erkannte sie, dass es immer wieder ähnliche Reaktionen waren: Ein Mensch, der eine erschütternde Nachricht erhielt, wollte sie zunächst nicht wahrhaben, reagierte dann aggressiv und abwehrend mit Wut darauf, suchte weiter nach Verhandlungsmöglichkeiten, um das Schicksal noch abzuwenden und wenn dies nicht half, verfiel er in eine tiefe Niedergeschlagenheit, der dann eine Annahme der Situation folgte. Diesen emotionalen Verarbeitungsprozess hat sie in ihrem Modell der „Sterbephasen" formuliert. (Kübler-Ross 1986)

    1. *Nicht-wahrhaben-Wollen*
    2. *Wut/Zorn*
    3. *Verhandeln*
    4. *Depression*
    5. *Annahme*

Im *Sterbeprozess* nimmt man Abschied vom eigenen Leben, d. h. man *trauert*. Den Beobachtungen von Kübler-Ross sind viele gefolgt, die sich einen Namen in der Trauerforschung gemacht haben, wie Verena Kast (Kast 1982) und William J. Worden (Worden 1999).

Die Stärke der Trauer hängt dabei von der Bindung an jemanden oder etwas ab. Es geht also nicht nach „objektiven" Kriterien und gesellschaftlichen Werten, sondern nach der individuellen Bedeutung, die ein Mensch, ein Tier, ein Gegenstand, eine Gewohnheit für jemanden hat. Jedoch diese Bedeutung zu beurteilen obliegt alleine dem Betroffenen und dessen Empfinden braucht Respekt (Birkholz 2015).

Trauer ist die natürliche Reaktion auf Abschied und Verluste. Sie ist keine Krankheit, sondern ein Prozess, der durchlebt werden muss, um Verlusterlebnisse zu verarbeiten. Sie ist ein Selbstheilungsprozess, den jede und jeder individuell erlebt.

Die Emotionen der Trauer kennen alle, die in Bindungen leben. Dadurch kann der Trauerschmerz in der Begegnung geteilt – und geheilt werden. Im Mitgefühl können die Begleitenden Kontakt aufnehmen mit dem Trauerschmerz des anderen.

Den Trauerschmerz selbst kann man niemandem abnehmen, man kann ihn oder sie nur begleiten und im Schmerz mitfühlend einen zum Teil aufwühlenden Weg mitgehen.

Das Spezielle der Trauer von Menschen mit Demenz ist in diese Vorgedanken eingebettet.

Demenz ist mit einer enormen Vielzahl von Verlusten verbunden: In der Vergesslichkeit gehen Erinnerungen verloren, die zunächst die jüngere Geschichte eines Menschen betreffen, sich im Laufe der Zeit aber immer weiter in die Vergangenheit hinein ausbreiten. Damit verbindet sich eng eine Desorientierung, die sich auf das Zeitgefühl, die Orientierung in der aktuellen Umgebung und Situation und auf die sozialen Beziehungen bezieht. Die Möglichkeiten sich sprachlich auszudrücken werden beeinträchtigt und sowohl Worte wie auch Dingen werden zunehmend schlechter, zeitverzögert oder gar nicht mehr erkannt. Das Gefühl und die Steuerung körperlicher Vorgänge gehen verloren. Eine Demenz in der frühen und mittleren Phase ist ein schmerzhafter Abschied von Vielem im eigenen Leben. Sie führt in einem starken Maße auch zu einem Verlust von Autonomie und in eine zunehmende Abhängigkeit von anderen, oft auch fremden Menschen, in den alltäglichen Verrichtungen bis in die intimsten Bereiche hinein. Ein Leben in eigener Regie ist bei zunehmender Demenz nicht mehr möglich. Diese vielen Verlusterfahrungen werden von unterschiedlichen Trauergefühlen begleitet: Niedergeschlagenheit, Weinen, Aggression, aber auch das Verleugnen der Veränderung.

Menschen mit Demenz entwickeln Bewältigungsstrategien, um in der Entwurzelung, die eine Demenz mit sich bringen kann, immer wieder eine Balance und Sicherheit zu finden. Ihr Verstand kann ihnen dabei nicht mehr verlässlich helfen und umso mehr er sich von ihnen verabschiedet, umso emotionaler gehen sie den Weg durch die Trauer.

William Worden hat Trauer beschrieben als ein seelisch-körperliches Erleben mit körperlichen und emotionalen Ausdrucksformen und Wahrnehmungen. Er formuliert folgende „Traueraufgaben", um die Trauer zu bewältigen zu können:

1 Den Verlust als Realität akzeptieren.
2 Den Trauerschmerz erfahren.
3 Sich anpassen an eine Umwelt, in der der Verstorbene fehlt.
4 Emotionale Energie abziehen und in eine andere Beziehung investieren.

(Worden 1999)

In der Entwicklung seiner Traueraufgaben orientierte sich Worden an John Bowlby, einem Pionier der so genannten Bindungstheorie. Er beobachtete Trauer nach 4 Kriterien:

1 Gefühle
2 Körperliche Empfindungen
3 Wahrnehmungen
4 Verhaltensweisen

Tab. 7.1: Kriterien der Trauer

Gefühle	Körperliche Empfindungen	Wahrnehmungen	Verhaltensweisen
Traurigkeit, Zorn, Schuldgefühle, Angst, Verlassenheit, Einsamkeit Müdigkeit, Hilflosigkeit, Schock, Sehnsucht, Befreiung, Betäubung, Abgestumpftheit	Leeregefühl im Magen, Brustbeklemmungen, Zugeschnürtsein der Kehle, Überempfindlichkeit gegenüber Lärm, Depersonalisation, Muskelschwäche, Energiemangel, Mundtrockenheit	Gedanken, Unglaube, Nichtwahrhabenwollen, Halluzinationen, Gefühl der Anwesenheit des Verstorbenen, Verwirrung, intensive Beschäftigung mit dem Toten	Schlafstörungen, Appetitstörungen, Geistesabwesendes Verhalten, soziales Sichzurückziehen, Träumen von dem Verstorbenen, Vermeiden von Erinnerungen, Suchen, Rufen, Seufzen, rastlose Überaktivität, Aufsuchen von Orten oder Beisichtragen von Gegenständen, Kult mit Objekten aus dem Besitz des Verstorbenen

Viele dieser Wahrnehmungen werden Ihnen in der Begleitung von Menschen mit Demenz vertraut sein. Haben Sie sie als normale Trauerreaktion interpretiert oder als „Fehlfunktion" innerhalb der „Demenzerkrankung"?

Menschen mit Demenz erfassen und verstehen die Welt zunehmend mit ihrer emotionalen Auffassungsgabe. Sie werden feinfühliger, sensibler und realisieren Stimmungen und Atmosphären mit einer Genauigkeit, die in ihrer Treffsicherheit beeindruckend sind.

Verbunden mit einer Demenz ist zudem der Verlust von Kontrolle. Betroffene drücken ungefiltert aus, was sie denken und empfinden. Dabei leben sie im Augenblick.

Zu der Trauer, die aktuelle Veränderungen im Leben mit Demenz mit sich bringen, tritt das Phänomen, dass Menschen mit Demenz mehrere Zeiten parallel erleben können und quasi durch ihr Leben „zappen". Erinnerungen längst vergangener Tage können im Heute erlebt werden und alte Gefühle sind jetzt aktuell:

„Was in ihrem Herzen lebendig ist, wird für sie zur Wirklichkeit." (Kojer/Sramek 2007, 237)

Für ihre Trauer bedeuten all diese Besonderheiten, dass Menschen mit Demenz vielen schmerzhaften Erfahrungen ihres Lebens erneut begegnen können und man nicht immer weiß, auf welches Erleben sie sich gerade beziehen. Sie können ihre aktuelle Situation erleben und z. B. den Verlust von geliebten Menschen oder ihrer Heimat betrauern. Alle Ebenen des Verlustes, ein materieller Gegenstand, eine körperliche Fähigkeit, ein Ziel, etwas Ungeklärtes und ein lieber Menschen können betroffen sein. Dies kann für einen Menschen mit Demenz doppelt schwer sein, weil ihm die Schutzmechanismen der Selbstkontrolle verloren gehen. Er ist sich selbst und seinen (alten) Gefühlen völlig ausgeliefert.

Menschen mit Demenz können in ihrem Leben zurück schreiten, das Lebensbuch rückwärts blättern, die schmerzhaft verklebten Seiten lösen und im Hier und Jetzt trauern über Erlebnisse, die 40, 50 oder 60 Jahre zurückliegen. Ihr Lebensbuch wird am Ende des Lebens nicht neu geschrieben, aber Verschollenes kann wiedergefunden werden und bekommt einen öffentlichen und ehrlichen Platz in der eigenen Biografie.

„Demenzkranke verlieren wie erwähnt schon relativ früh ihre Kontrolle. Das macht es ihnen möglich, ihre Verluste offen zu betrauern, ihre Gefühle frei auszusprechen und sich so allmählich selbst zu heilen. Ihre „Begabung", die Vergangenheit wieder zu beleben, sie zur Gegenwart zu machen, schenkt ihnen die Möglichkeit, alte, ungelöste Probleme auf ihre eigene Art zu bearbeiten und so zu einem guten Ende zu bringen." (Kojer/Sramek 2007, 243)

Die Trauer im Laufe einer Demenz kann so am Ende einen neuen „Selbst- und Weltbezug" finden, wie Verena Kast (2013), die Harmonie am Ende eines zehrenden Trauerprozesses nennt. Dieser neue Selbst- und Weltbezug hat sich am Ende einer langen und schweren Demenz nach innen verlegt und heilt den Menschen tief in sich selbst.

So kann es sein, dass die Wut und Aggression, die Niedergeschlagenheit und das Ringen um ein Wiedergewinnen des Lebens, so wie vor den Einschränkungen der Demenz war, das Wesen nicht mehr prägen. Und dies nicht, weil die Kraft nicht mehr da ist und ein Mensch mit Demenz sich und die Welt aufgegeben hat, sondern weil er oder sie durch einen schmerzhaften Trauerprozess gegangen ist, an dessen Ende es möglich ist, die unterstützende Zuwendung der Pflege als berührende Begegnung zu erleben. Menschen mit Demenz können diese Erfahrung leichter machen, wenn sie begleitet werden von einfühlsamen Menschen, die ihre Trauer als Trauer teilen und die Emotionen nicht als „diese Krankheit eben" interpretieren. Stehen Menschen in dieser achtsamen Art nicht an ihrer Seite, werden sie vielfach versuchen sich selbst zu heilen und finden vielleicht Ankerpunkte für ihre Not in der Natur und bei Tieren.

> „Demenzkranke haben bevor sie sterben auch nicht mehr mit Altlasten zu kämpfen. Der Verlust der Selbstkontrolle hat es ihnen leicht gemacht, Kränkendes und Belastendes nicht länger im Inneren zu verschließen, sondern loszulassen, es in der ihnen eigenen, oft symbolisch verkleideten Weise auszudrücken, auszuleben und zu verarbeiten. Wenn sie sterben, haben sie längst von allem, was ihnen lieb war, in ihrer Weise Abschied genommen; nun haben sie nichts mehr loszulassen. Im Leben des sterbenden alten Menschen besonders wichtige, mit starken Emotionen besetzte Themen können aber bis zuletzt ihre Bedeutung behalten." (Kojer/Sramek 2007, 238)

Ob und wie ein Mensch in seiner Demenz sein Leben zum Ende hin heilen und dabei glücklich sein kann, hängt in einem starken Maße von seiner Fähigkeit zu trauern ab und diese ist entscheidend und untrennbar verbunden mit der Fähigkeit seiner Umwelt, diesen Trauerprozess mitfühlend und wertschätzend zu begleiten und zu unterstützen. Deshalb ist es wichtig, dem Menschen in seiner Demenz auf Augenhöhe zu begegnen und mich von seiner Trauer berühren zu lassen — lange bevor ich in dem Verhalten eine „krankhafte" Veränderung sehe.

Marina Kojer, die Begründerin der Palliativen Geriatrie, steht dem Konzept der Validation (Kap. 3.2) von Naomi Feil sehr nahe. Es geht um die Anerkennung der Gefühls-Äußerungen der Menschen mit Demenz und um eine ihnen angemessene Kommunikation.

Die Kommunikationswege verändern sich dabei von der verbal-kognitiven zu einer verbal-emotionalen Sprache, die die Worte, die sie verwendet ehrlich spüren muss und bei der der Ton noch deutlicher die Musik macht. Ein Beispiel dafür sind zwei Dialoge zwischen Frau Mauerhoff und der Filmemacherin Marion Kainz (2000) aus dem Dokumentarfilm „*Der Tag, der in der Handtasche verschwand*":

- „*Und keiner hat mir etwas gesagt?*" fragt Frau Mauerhoff entsetzt als Marion Kainz ihr auf die Frage, wo sie sei, antwortet: „Im Pflegeheim".
- Eine Pflegende mit ihr im neuen Zimmer fragt: „Was fehlt Ihnen denn?" Frau Mauerhoff antwortet: „*Liebe*"

In diesem Film sind auch viele Beispiele für gelebte Trauer und Trauerbegleitung zu sehen. (www.youtube.com/watch?v=G1d1SuWjgb4)

Bitte schauen Sie sich den Film einmal an und achten Sie auf Traueräußerungen von Frau Mauerhoff und die Reaktionen der Beteiligten. Was erleben Sie als hilfreich? Was verstärkt möglicherweise die Trauer von Frau Mauerhoff?

Für Frau Mauerhoff war es sehr hilfreich, dass Marion Kainz sie begleitet hat. Sie hat keine schnellen Antworten parat und bestätigt die Gefühle und Fragen von Frau Mauerhoff immer wieder. Sie konfrontiert sie auch damit, dass sie vergesslich wird. Da sie mit ihr in einem Kontakt ist, der auf Augenhöhe geschieht, kann Frau Mauerhoff dies auch annehmen. Die Aussprache dessen, was ist, führt sie nicht in die Krise. Erschöpfend erlebt sie den Kampf nur, wenn sie *keine* Resonanz erfährt.

„Wollen wir ein Du verstehen lernen, müssen wir es nahe an uns heranlassen. Tun wir das nicht, bleiben wir bei allem Bemühen im Leben und im Sterben auf großer Distanz zu demenzkranken Menschen ... Wenn ich ein Du primär als fremdes, befremdliches Mangelwesen begreife, ist die Distanz zwischen uns zu groß, um eine nähere Beziehung zuzulassen. Wie unglaublich bereichernd und lehrreich es dagegen sein kann, einem dementen Menschen dort, wo er zuhause ist, nämlich auf der Gefühlsebene, zu begegnen, kann nur der wissen, der sich schon einmal darauf eingelassen hat. Der Entschluss dazu ist allerdings nicht einfach. In der Welt der Gefühle, d.h. in der eigenen Tiefe, dort wo unser Verstand nichts mehr glätten und beschönigen kann, begegnen wir

nicht nur dem anderen, sondern auch uns selbst in all unserer Nacktheit und Armseligkeit. Erst von hier aus eröffnen sich Gemeinsamkeiten, wird das Gefühl des gegenseitigen Verstehens, der Zusammengehörigkeit geboren. Nur hier erahnen oder erfühlen wir für einen Augenblick die Berührung zweier Welten." (Kojer/Sramek 2007, 232f.)

Trauerbegleitung gelingt nur in einer Begegnung der Herzen — beider Herzen. Dies kann nicht „verordnet" werden. Fällt es mir schwer, eine emotionale Beziehung zu einem Menschen mit Demenz aufzunehmen, sei es als Angehörige oder als Begleitende, muss ich die Begegnung mit Respekt vor dem Prozess der Lebenstrauer in der Demenz gestalten.

Ehrlichkeit und Authentizität sind in jedem Fall wichtig.

Lasse ich mich jedoch auf die Ebene der emotionalen Begegnung ein, wird mit zunehmender Demenz eine Sprache der Berührung und Sinnlichkeit gelebt. Diese Sprache können Pflegende und Begleitende erlernen, denn für einen feinfühligen Menschen mit Demenz sind Sinnlichkeit in der Begegnung verbunden mit einer authentischen Präsenz im Augenblick nicht mehr zu trennen.

8 Kann man Spiritual Care lernen?

Die spirituelle Sorge geschieht in der Begegnung und in der Gestaltung von (Erfahrungs-)Räumen. So gibt es einen Teil von Spiritual Care, der einfach da ist und nicht gelernt werden kann und muss. Lernen im Kontext von Spiritual Care beginnt mit der eigenen Bewusstheit, dass es so etwas wie eine spirituelle Dimension gibt. Die Wahrnehmung und das Anerkennen dieser Art, das Leben zu erfahren und zu deuten, ist die Grundlage, um eine Sensibilität für Spiritual Care zu entwickeln. Dann wird man die spirituelle Dimension auf einmal in vielen Lebenserfahrungen sehen können. Spiritual Care lernen heißt somit, sich auf ein Wechselspiel von eigener Selbsterfahrung und -reflektion und auf das Lernen von spirituellen Zugangswegen und Äußerungen einzulassen. Auf diesem Lernweg wird Ihnen viel Bekanntes begegnen, was man nun im Kontext von Spiritualität sehen kann; man lernt, was Menschen in ihren Religionen wichtig ist, welche Schriften, Rituale und Werte von Bedeutung sind und wie das Lebensgefühl der Verbundenheit auf sinnliche Weise berührt und gestärkt werden kann. Dieser Lernweg ist ein persönlicher und ein professioneller. Für die Integration der spirituellen Dimension in berufliches und ehrenamtliches Handeln muss jede Person bereit sein und Organisationen müssen der Entwicklung und der Gestaltung von Spiritual Care einen reflektierten und gestalteten Raum geben.

8.1 „Jetzt weiß ich, dass das Spiritual Care ist"

Im Forschungsprojekt zur „Spirituellen Begleitung von Menschen mit Demenz im Kontext von Palliative Care im Altenpflegeheim" machte eine Teilnehmerin im Schlussfeedback eine bezeichnende Aussage. Sie sagte, sie hätten während des Projekts viele Tätigkeiten als spirituell wahrgenommen, die sie zuvor auch schon ausgeführt, sie aber nicht als „spirituell" bezeichnet hätten. Die Zuwendung zu Bewohner/innen und die Erfahrung von besonderen Augenblicken hat jetzt einen Namen. Spiritual Care hat einen Platz in der Erfahrung und in der Tätigkeit bekommen. Durch den Namen „Spiritual Care" kann man darüber sprechen und es beschreiben.

Das bedeutet, dass Spiritual Care auch ohne spezielle Weiterbildung in den Begleitungen von Menschen mit Demenz Raum findet.

8.2 Wissenswertes für die Praxis

So ist die erste Voraussetzung für die Umsetzung von Spiritual Care das Bewusstsein und die Überzeugung, dass Spiritualität für Menschen (mit Demenz), ihre An- und Zugehörigen und für Betreuende von Bedeutung sein kann.

Als nächstes kommt es darauf an, Spiritualität als Dimension in vielfältigen Lebensäußerungen sehen zu lernen. Eine respektvolle Haltung dem sehr persönlichen und intimen Charakter von Spiritualität gegenüber ist notwendig, die unabhängig von der eigenen Positionierung ist. Das bedeutet nicht, dass man sich selber für einen religiösen oder spirituellen Menschen halten muss, um Spiritualität als Lebensäußerung wertschätzen und achten zu können.

Ein weiterer Schritt wäre, sich der eigenen Haltung und der Haltung anderer, die Spiritual Care praktizieren gegenüber Religiosität und Spiritualität klar zu werden. Dies kann durch folgende offene Fragen geschehen:

- Welche Nationalität bzw. welchen Migrationshintergrund haben Sie?
- In welcher Region sind Sie aufgewachsen?
- Würden Sie sich selbst als religiös bezeichnen oder eher nicht? Bitte erzählen Sie kurz.
- Was assoziieren Sie mit dem Begriff Spiritualität? Inwiefern können Sie selbst etwas für sich mit dem Begriff anfangen?

Spiritualität braucht die *Kommunikation*. Religiosität und Spiritualität ist sehr vielfältig. Um Auskunft darüber zu bekommen, was der zu betreuende Mensch braucht, sind Befragungen nicht das erste Mittel der Wahl, sondern das Gespräch und das Zuhören. Den Erzählungen von Lebensgeschichten sollte man mit offenen Ohren zuhören. Spiritualität ist etwas Zartes, das oft etwas Unaussprechliches berührt und daher sinnlich vermittelt wird. Sinnliche Kommunikation ist für Menschen mit Demenz sowieso die Sprache der Wahl.

In Spiritual Care gibt es seit einigen Jahren das „Spiritual Assessment". Alle Mitglieder des interdisziplinären Teams werden darin geschult, es anwenden zu können und Patient/innen zu ihren spirituellen Bedürfnissen zu befragen. Dieses „Assessmentinstrument" ist vornehmlich im klinischen Setting von Palliative Care mit Krebspatient/innen erprobt worden. Es wird derzeit auf die Altenhilfe übertragen.

„Befragungen" sind nur ein kleiner Teil dessen, was für die Begleitung wichtig ist. Sie beziehen sich z. B. auf die Religionszugehörigkeit und auf den Wunsch nach Ritualen und geistlichen Besuchen bzw. die Ablehnung solcher. Es gibt eine Liste von konkreten Fragen (Kap. 3.1) aber es löst Befangenheit aus, sich einem so sensiblen Thema wie Religiosität und Spiritualität anhand eines Fragenkatalogs nähern zu wollen. Insbesondere bei Menschen mit Demenz werden die Grenzen schnell deutlich, denn zum Wesen von Spiritualität gehört es auch, dass sie sich schnell verflüchtigt, wenn man sachlich über sie sprechen will.

8.3 Organisationen schaffen Raum für Spiritual Care

Spiritualität ist etwas Persönliches und es ist eine Dimension im Leben von Menschen mit Demenz, für die andere zum Teil Sorge tragen müssen. Aus der Sorgeverantwortung heraus ist sie ein Thema in und für Organisationen, die Räume schaffen müssen, damit die für Palliative Care erforderlichen Fähigkeiten, durch *Sensibilisierung, Schulungen, Supervision als Gruppen- und Teamreflexion, Selbstreflexion, z. B. durch das Führen von Logbüchern* erworben werden können. Zudem sind alle, die Menschen mit Demenz begleiten, möglicherweise Mittler/innen einer spirituellen Erfahrung.

Somit reicht es nicht, eine „Spiritualitätsbeauftragte" zu benennen oder Geistliche für einzelne Stunden zu verpflichten. Es müssen Räume für Spiritualität eröffnet werden. Räume können hier auch ganz real verstanden werden, z. B. wenn:

- eine Kapelle oder ein religiöser Raum zur Verfügung steht,
- Gottesdienste, Feiern und existenziell-sinnliche Angebote stattfinden, wie z. B. Yoga,
- es Rückzugsorte drinnen und draußen gibt, die (spirituelle) Verbundenheit ermöglichen,
- Erinnerungsorte zum Verweilen und Innehalten einladen,
- die Zimmergestaltung auch religiöse Gestaltungselemente aufnimmt.

Im Kontext von Pflegeeinrichtungen, aber auch im häuslichen Umfeld bewegt sich Spiritualität in besonderen Spannungsfeldern, die wahrgenommen und bearbeitet werden müssen.

Pflege bemisst sich nach Pflegegraden und Leistungskomplexen, die in bestimmten Zeitvorgaben zu erbringen sind. Diese sind pauschaliert und nicht der Tagesform der Betroffenen angepasst. Sie verfolgt Pflegeziele, die dokumentiert werden. Das Nichterreichen wird dabei häufig als Defizit der Betroffenen formuliert (Frau X. wollte heute nichts essen, Herr Y. ließ sich nicht zur Toilette begleiten.)

162 Kann man Spiritual Care lernen?

Spirituelle Begegnungen lassen sich in diese Logik nicht einfügen. Sie machen Spannungsfelder sichtbar, die nicht nur Spiritualität betreffen, sondern auch andere Themen, wie z. B. Gewalt in der Pflege. (Gröning 2005, 2014; Weissenberger-Leduc/Weiberg 2011)

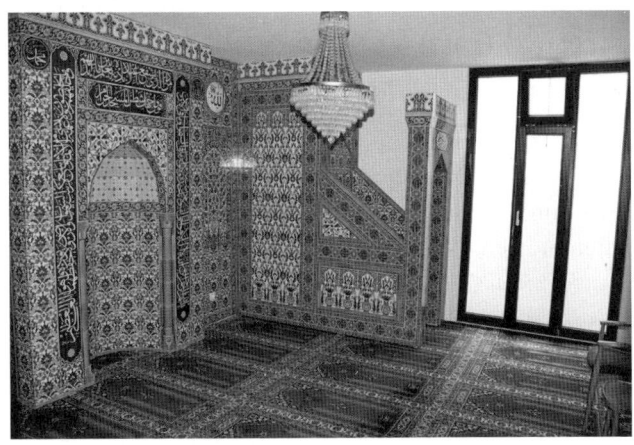

Abb. 8.1: Mescid: Muslimischer Gebetsraum

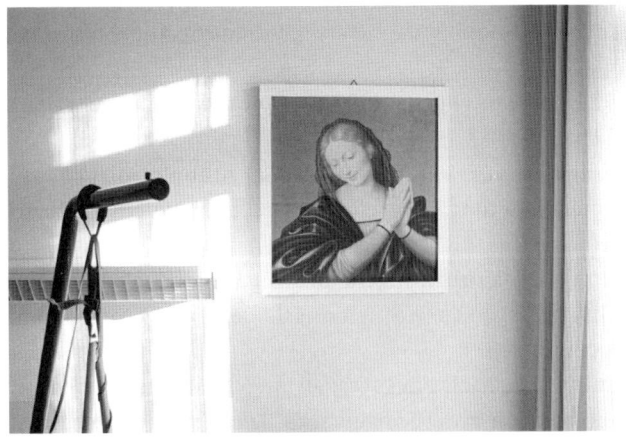

Abb. 8.2: Marienbild im Zimmer eines Pflegeheimbewohners

Tab. 8.1: Spannungsfelder in Organisationen in Rahmen der Umsetzung von Spiritual Care.

Organisation	Praktiker/innen in Begegnung mit Menschen mit Demenz
– Versorgungsauftrag – Enge Zeitvorgaben – Zweck-Beziehung (Martin Buber) – Reduktionistisches Menschenbild – Rollenverteilung, Hierarchien – Ablaufplanung – Funktionalität im Erfassen (Doku) – Abrechenbare „Immanenz"	– Begegnungsauftrag – Qualitative und quantitative Zeit – Personen-Beziehung – Wertschätzung, Augenhöhe – Rollenumkehr – Unerwartetes – Nonverbal, symbolisch, narrativ – Steigerung der Beziehungsqualität durch Transzendenz

Diese strukturellen Gegebenheiten, die auf der linken Tabellenseite aufgeführt sind, haben i. d. R. zur Folge, dass Spiritualität als eine wichtige Dimension der Lebensqualität für Menschen (mit Demenz) nicht wahrgenommen wird.

Die rechte Spalte zeigt, wie viel Lebensqualität für alle Beteiligten mit gelebten Momenten der Spiritualität verbunden ist. Und gleichzeitig zeigt sich, welches „Dynamit" mit der Spiritualität in Organisationsformen der Langzeitpflege hineinkommen kann. Sie würde die Pflege und Begleitung von Menschen mit Demenz lebenswerter machen, aber auch aktuelle Organisationslogiken in Frage stellen.

Pflege und Begleitung von Menschen mit Demenz als Lebensraum von Spiritualität zu sehen, würde den klassischen „Versorgungsauftrag" menschlicher und einfacher machen. Eine Organisation, die Spiritual Care für alle Beteiligten bewusst ermöglichen und unterstützen will, wird in einem Entwicklungsprozess darauf achten müssen, „wessen Geistes Kind sie ist": Sucht sie über Spiritualität nach der effizienteren Nutzung der Mitarbeitenden und nach einem reibungsloseren „Handling" von Bewohner/innen und Angehörigen oder schafft sie es, die Haltung von Spiritual Care in einer zweckfreien Sorgekultur zu leben, die sich „verdankt". Spiritual Care ist mit lebensfördernden Werten und Menschenwürde verbunden. Für diese Haltung, werden neue Organisationslogiken zu entwickeln sein, die viele Beteiligten eh als „das Eigentliche ihrer Arbeit" verstehen und als Motivation für ihre Arbeit.

Es wären spannende Prozesse, die der Pflege und Begleitung von Menschen mit Demenz ein verändertes, würdevolles Gesicht geben könnten. Spiritual Care lebt aus der Bereitschaft, sich berühren zu lassen und dem anderen auf Augenhöhe zu begegnen. Die monotheistischen Religionen sprechen von „Schwestern und Brüdern", der Buddhismus von der Verbundenheit mit allem, was lebt. Spiritual Care kann so einen Beitrag zur gesellschaftlich veränderten Wahrnehmung von Demenz leisten: als eine Form alt zu sein und aus dem Leben zu gehen. (Klie 2014, 11) „Demenz" das sind dann nicht „die anderen", sondern das bin ich. Demenz zeigt die Verwundungen und die Verwundbarkeit des heutigen Menschen und stellt die Frage, was uns im Leben und in Sterben trägt. Diese klassische religiöse Frage kehrt so zurück in die Mitte der Gesellschaft und in die Mitte der privaten Wohnräume. Spiritual Care als interkulturelle spirituelle Sorge kann diese Frage bewegen.

Literatur

Baer, U., Schotte-Lange, G. (2013): Das Herz wird nicht dement. Rat für Pflegende und Angehörige. Beltz, Weinheim/Basel
Bienstein, Ch., Fröhlich, A. (2012): Basale Stimulation® in der Pflege. Die Grundlagen. Hans Huber, Bern
Birkholz, C. (2014). Demenz. Mit Herz. In: Praxis Palliative Care 21, Hannover, 32–33
Birkholz, C. (2015): Bis mein Leben neue Knospen treibt. Ein Begleiter durch die Trauer, Patmos, Ostfildern
Birkholz, C. (2016a): Spirituelle Begleitung in Palliative Care und Demenz. In: Dibelius, O. et al (Hrsg.): Palliative Care für Menschen mit Demenz. Hogrefe, Bern
Birkholz, C. (2016b): Was man nicht sieht. Spiritualität in der Begegnung mit hochbetagten und von Demenz betroffenen Menschen. In: Bei uns, 6/2016, 12–13
Bonhoeffer, D. (1985): Widerstand und Ergebung. Briefe und Aufzeichnugnen aus der Haft, hg.v. E. Bethge, 3. Aufl. Kaiser, München
Bosch, C. F. M. (1998): Vertrautheit. Studie zur Lebenswelt dementierender alter Menschen. Ullstein Medical, Wiesbaden
Braam, St. (2007): „Ich habe Alzheimer". Wie die Krankheit sich anfühlt. Beltz, Weinheim/Basel
Bryden, Ch. (2011): Mein Tanz mit der Demenz. Trotzdem positiv leben. Hans Huber, Bern
Buijssen, H. (2008): Demenz und Alzheimer verstehen. Erleben – Hilfe – Pflege. Ein praktischer Ratgeber. Beltz, Weinheim/Basel
Buijssen, H. (2013): Die magische Welt von Alzheimer. 25 Tipps, die das Leben mit Demenzkranken leichter und erfüllter machen. Beltz, Weinheim/Basel

Conradi, E. (2001): Take Care. Grundlagen einer Ethik der Achtsamkeit. Campus, Frankfurt/Main

Deutschen Ethikrat (Hrsg.) (2012): Demenz und Selbstbestimmung. Stellungnahme. Berlin (www.ethikrat.org/dateien/pdf/stellungnahme-demenz-und-selbstbestimmung.pdf)
de Klerk-Rubin, V., Sramek, G. (2002): Symbole. Der Schlüssel zur inneren Welt desorientierter alter Menschen. In: Niebergall, C. (Hrsg.): Validation® im 21. Jahrhundert. Festschrift zum 70. Geburtstag von Naomi Feil, Tertianum ZFP, 52–67. (www.validation-eva.com/pdf/Evaluations-Studie_Validation.pdf, 20.05.2016)
De Vries, S. Ph. (2014): Jüdische Riten und Symbole, Rowohlt, Hamburg
Depping, K. (2008): Altersverwirrte Menschen seelsorgerlich begleiten, Band 1. Hintergründe, Zugänge, Begegnungsebenen. Lutherisches Verlagshaus, Hannover
Dörner, K. (2012a): Leben und sterben, wo ich hingehöre. Dritter Sozialraum und neues Hilfesystem. Paranus, Neumünster
Dörner, K. (2012b): Helfensbedürftig. Heimfrei ins Dienstleistungsjahrhundert. Paranus, Neumünster
Dunker, J. (2015): Wie klingt, was du glaubst? Fotobuch zur Trimum Wanderausstellung. Internationale Bachakademie Stuttgart, Stiftung Stuttgarter Lehrhaus (Hrsg.) (www.bachakademie.de/de/publikationen.html, 20.05.2017)

Eglin, A. (2010): Spirituelle Begleitung von Menschen mit Demenz im Pflegealltag. In: Diakonisches Werk der EKD, Kottnik, K.-D., Giebel, A. (Hrsg.): Spiritualität in der Pflege. Neukirchen-Vluyn, Neukirchner, 91–97

Eisingerich, A. (2012): Der Tod als Rückkehr zu Gott, der Quelle allen Lebens. Sterben, Tod und Trauer im Islam. In: Heller, B.: Wie Religionen mit dem Tod umgehen. Grundlagen für die interkulturelle Sterbebegleitung. Lambertus, Freiburg i. Br., 139–166

Evangelisches Gesangbuch (EG) (1996), Gütersloher Verlagshaus, Gütersloh

Feil, N., de Klerk-Rubin, V. (2013): Validation in Anwendung und Beispielen. Der Umgang mit verwirrten alten Menschen. Ernst Reinhardt, München/Basel

Feil, N., de Klerk-Rubin, V. (2017): Validation. Ein Weg zum Verständnis verwirrter alter Menschen. Ernst Reinhardt, München/Basel

Flammarion, C. (1888): L'atmosphère. Météorologie populaire, Paris, http://wwwg.uni-klu.ac.at/kultdoku/kataloge/51/html/3558.htm, 30.06.2017

Förstl, H. (2011) (Hrsg.): Demenzen in Theorie und Praxis. Springer, München

Frick, E., Roser, T. (2011): Spiritualität und Medizin. Gemeinsame Sorge um den kranken Menschen, Münchner Reihe Palliative Care Bd. 4, Kohlhammer, Stuttgart

Funke, A. (1998): Mit einer Alzheimer-Kranken leben. Ein Erfahrungsbericht. Luther, Bielefeld

Geiger, A. (2011): Der alte König in seinem Exil. Carl Hanser, München

Gerhard, Ch. (2011): Neuro-Palliative Care. Interdisziplinäres Praxishandbuch zur palliativen Versorgung von Menschen mit neurologischen Erkrankungen. Huber, Bern

Gotteslob (2014): (Erz-)Bischöfe Deutschland und Österreichs; Bischof von Bozen-Brixen (Hrsg.). Katholisches Gebet- und Gesangbuch. Ausgabe für die Diözese Aachen. Katholische Bibelanstalt, Einhard, Krefeld

Gronemeyer, R. (2007): Sterben in Deutschland. Wie wir dem Tod wieder einen Platz in unserem Leben einräumen können. S. Fischer, Frankfurt/Main

Gronemeyer, R. (2013): Das 4. Lebensalter. Demenz ist keine Krankheit. Pattloch, München

Gronemeyer, R. (2015): Demenz als spirituelle Opposition, in: Spiritual Care (2015) 2, 136–140

Gronemeyer, R., Heller, A. (2015): In Ruhe sterben. Was wir uns wünschen und was die moderne Medizin nicht leisten kann. Pattloch, München

Grond, E. (2005): Pflege Demenzkranker, Brigitte Kunz, Hannover

Haug, S., Müssig, St., Stichs, A. (2009): Muslimisches Leben in Deutschland, im Auftrag der Deutschen Islam Konferenz. (www.bmi.bund.de/cae/servlet/contentblob/566008/publicationFile/31710/vollversion_studie_muslim_leben_deutschland_.pdf, 20.05.2017)

Härle, W. (2010): Würde. Groß vom Menschen denken. Diederichs, München

Held, Ch. (2013): Was ist „gute" Demenzpflege? Demenz als dissoziatives Erleben – Ein Praxishandbuch für Pflegende. Huber, Bern

Heller, B. (2012): Wie Religionen mit dem Tod umgehen. Grundlagen für die interkulturelle Sterbebegleitung, Lambertus, Freiburg i. Br.

Heller, B., Heller, A. (2014): Spiritualität und Spiritual Care. Orientierungen und Impulse. Hans Huber, Bern

Holder-Franz, M. (2012): „...dass du bis zuletzt leben kannst." Spiritualität und Spiritual Care bei Cicely Saunders. TVZ, Zürich

Illich, Ivan (1975): Die Enteignung der Gesundheit. „Medical Nemesis". Rowohlt, Hamburg

Jens, T. (2009): Demenz. Abschied von meinem Vater. Gütersloher Verlagshaus, Gütersloh

Kabat-Zinn, Jon (2013): Gesund durch Meditation. Das große Buch der Selbstheilung mit MBSR. Droemer Knaur, München

Kainz, M. (2000): Der Tag, der in der Handtasche verschwand. Dokumentarfilm

Kaléko, M. (1999): Verse für Zeitgenossen. Rowohlt, Hamburg

Kast, V. (1986): Trauern. Phasen und Chancen des psychischen Prozesses. Kreuz, Stuttgart

Keetmann, R., Urte, B. (2005): Verwirrte alte Menschen seelsorgerlich begleiten. In: Kobler-von Komorowski, S., Schmidt, H. (2005): Seelsorge im Alter. Herausforderung für den Pflegealltag. Universitätsverlag Winter GmbH, Heidelberg, 124 – 141

Khoury, A. Th. (2007): Der Koran. Gütersloher Verlagshaus, Gütersloh

Kitwood, T. (2008): Demenz. Der person-zentrierte Ansatz im Umgang mit verwirrten Menschen. Hans Huber, Bern

Klapheck, E. (Hrsg.) (2016): Jüdische Positionen zur Sterbehilfe. Hentrich & Hentrich, Berlin

Klie, Th. (2014): Wen kümmern die Alten? Auf dem Weg in eine sorgende Gesellschaft. Pattloch, München

Klüger, Ruth (1993): weiter leben. Eine Jugend. Wallenstein, Göttingen

Kooij, C. van der (2004): Demenzpflege. Herausforderung an Pflegewissen und Pflegewissenschaft. In: Tackenberg, P., Abt-Zegelin, A. (Hrsg.): Demenz und Pflege. Eine interdisziplinäre Betrachtung. Mabuse, Frankfurt/Main, 62 – 76

Kohli-Reichenbach, C., Noth, I. (2014) (Hrsg.): Religiöse Erwachsenenbildung. Zugänge – Herausforderungen – Perspektiven. TVZ, Zürich

Kojer, M., Sramek, G. (2007): „Der Tod kommt und er geht auch wieder". Demenzkranke Menschen und der Tod. In: Heller, A., Heimerl, K., Husebo, S. (Hrsg.): Wenn nichts mehr zu machen ist, ist noch viel zu tun. Wie alte Menschen würdig sterben können. Lambertus, Freiburg i. Br., 231 – 245

Kojer, M. (Hrsg.) (2009): Alt, krank und verwirrt. Einführung in die Praxis der palliativen Geriatrie. Lambertus, Freiburg i. Br.

Kojer, M., Schmidl, M. (2011): Demenz und palliative Geriatrie in der Praxis. Heilsame Betreuung unheilbar demenzkranker Menschen. Springer Verlag, Wien

Kunz, R. (2007): Schmerzerfassung und -therapie bei Demenzkranken, in: Knipping, C. (2007) (Hrsg.): Lehrbuch Palliative Care. Huber, Bern, 234 – 237

Kübler-Ross, E. (1986): Interviews mit Sterbenden. Kreuz, Stuttgart

Kushner, L. (2001): Jüdische Spiritualität. Claudius, München

Lutherbibel (1999): Die Bibel nach der Übersetzung Martin Luthers. Mit Apokryphen, Bibeltext in der revidierten Fassung von 1984, Stuttgart: Deutsche Bibelgesellschaft (zitiert als Lutherbibel 1999 AT und NT für die beiden Teile Altes und Neues Testament)

MacKinlay, E. (2006) (Hrsg.): Spiritual Care: Recognizing Spiritual Needs of Older Adults, in: MacKinlay, E.: Aging, Spirituality and Palliative Care. Routledge, New-York/London, 59 – 71

Maier, R., Mayer, P. (2012): Der vergessene Schmerz. Schmerzmanagement und -pflege bei Demenz. Ernst Reinhardt München/Basel

Marti, K. (1971): Leichenreden. Luchterhand, Neuwied/Berlin

Marti, K. (1974): gedichte am rand. Teufen: Arthur Niggli

Maslow, A. H. (2010): Motivation und Persönlichkeit. Rowohlt Hamburg

Maurer, K., Maurer, U. (1999): Alzheimer. Das Leben eines Arztes und die Karriere einer Krankheit. Piper, München/Zürich

Nauer, D. (2015): Spiritual Care statt Seelsorge? Kohlhammer, Stuttgart
Noth, I., Kohli-Reichenbach, C. (Hrsg.) (2014): Palliative und Spiritual Care. Aktuelle Perspektiven in Medizin und Theologie. TVZ, Zürich

Pechmann, B. (2011): Altenheimseelsorge. Gemeinden begleiten Menschen im Alter und mit Demenz. Vandenhoek & Ruprecht, Göttingen

Radisch, I. (2015): Die letzten Dinge. Lebensendgespräche, Rowohlt, Hamburg
Rohra, H. (2012): Aus dem Schatten treten. Warum ich mich für unsere Rechte als Demenzbetroffene einsetze. Mabuse, Frankfurt/Main (auch als Hörbuch)
Rothe, V., Kreutzner, G., Gronemeyer, R. (2015): Im Leben bleiben. Unterwegs zur Demenzfreundlichen Kommune. Transcript, Bielefeld

Saunders, C. (2006): Selected Writings 1958–2004, Oxford University Press, Oxford
Saunders, C. (2003): Consider him – bedenke seine Passion. In: Saunders, C.: Sterben und Leben. Spiritualität in der Palliative Care. TVZ, Zürich
Saunders, C. (1974): Glaube. In: Saunders, C.: Sterben und Leben. Spiritualität in der Palliative Care. TVZ, Zürich, 24–37
Saunders, C. (1984): Dem Tod in die Augen sehen. In: Saunders, C., Sterben und Leben. Spiritualität in der Palliative Care. TVZ, Zürich
Saunders, C. (1965): „Watch with me" – Wachet mit mit! In: Saunders, C. (2009): Sterben und Leben. Spiritualität in der Palliative Care, Zürich: TVZ, 12–22
Saunders, C., Baines, M. (1991): Leben mit dem Sterben. Betreuung und medizinische Behandlung todkranker Menschen. Huber, Bern
Schmidt, J. M. (1992): Anthropologie und Medizin. Zum Menschenbild unterschiedlicher therapeutischer Konzepte (Teil 1). In: Allgemeine Homöopathische Zeitung (AHZ), Bd. 237, Heft 3, 95–104
Sieveking, D. (2012): Vergiss mein nicht. Wie meine Mutter ihr Gedächtnis verlor und ich meine Eltern neu entdeckte. Herder, Freiburg (auch als DVD)
Smith, St. D.M. (2005): Dementia Palliative Care needs Assessment. A Focus on Spiritual Care. In: Scottish Journal of Healthcare Chaplaincy 8/1, 2005, 13–19
Sölle, D. (1995): Gegenwind. Erinnerungen. Hoffmann und Campe, Hamburg
Sölle, D. (1997): Mystik und Widerstand. „Du stilles Geschrei". Hoffmann und Campe, Hamburg
Stichs, A. (2016): Wie viele Muslime leben in Deutschland? Eine Hochrechnung über die Anzahl der Muslime in Deutschland zum Stand 31. Dezember 2015, im Auftrag der Deutschen Islam Konferenz, Working Paper (www.bamf.de/SharedDocs/Meldungen/DE/2016/20161214-studie-zahl-muslime-deutschland.html, 20.05.2017)

Tafsir Al-Qur'an Al-Karim (o. J.); Muhammad R.: Erläuterung des Al-Qur'an Al-Karim in deutscher Sprache. arcelmedia, Dortmund
Taylor, R. (2010): Alzheimer und Ich. „Leben mit Dr. Alzheimer im Kopf". Huber, Bern
Tilly, M. (2015): Das Judentum. marixverlag, Wiesbaden

Von Eichendorf, J. (1988): Gedichte. Insel, Frankfurt am Main/London

Walach, H. (2011): Spiritualität. Warum wir die Aufklärung weiterführen müssen. Drachen, Klein Jasedow
Walper, H. (2016): Basale Stimulation in der Palliativpflege. Ernst Reinhardt, München/Basel

Whitehouse, P. J., George, D. (2009): Mythos Alzheimer. Was Sie schon immer über Alzheimer wissen wollten, Ihnen aber nicht gesagt wurde. Huber, Bern
Wickel, H. H. (2013): Musik kennt kein Alter. Carus, Stuttgart
Wickel, H. H., Hartogh, Th. (2011): Praxishandbuch Musizieren im Alter. Projekte und Initiativen, Schott, Mainz
Worden, J.W. (1999): Beratung und Therapie in Trauerfällen. Ein Handbuch. Hans Huber, Bern. 4. überarb. und erw. Auflage 2011. Hans Huber, Bern

Zimmermann, Ch., Wißmann, P. (2011): Auf dem Weg mit Alzheimer. Wie sich mit einer Demenz leben lässt. Mabuse Frankfurt/Main
Zentralrat der Muslime in Deutschland e.V: (Hrsg.) (2013): Sterbehilfe bzw. Sterbebegleitung und Palliative Care aus islamischer Sicht – Eine Handreichung des Zentralrates der Muslime in Deutschland, Köln. (www.islam.de/files/pdf/sterbehilfe_islam_zmd_2013_03.pdf, 20.05.2017)
Zwingmann, Ch. (2005): Spiritualität/Religiosität als Komponente der gesundheitsbezogenen Lebensqualität? In: WzM, 57/1, 2005, 68 – 80

Internetquellen

www.dgpalliativmedizin.de/images/stories/pdf/fachkompetenz/070709%20Spirituelle%20 Begl%20in%20Pm%20070510.pdf, 17.05.2016 (DGP 2016)

www.dbk.de/katholische-kirche/katholische-kirche-deutschland/

www.katholisch.de/startseite

www.obkd.de/TexteOBKD.htm

www.ekd.de/

www.talmud.de/artikel/kaddisch.htm, 20.02.2017

www.mpg.de/9259430/musikgedaechtnis-alzheimer

Sachregister

Achtsamkeit 63, 76–78, 82, 106
Alzheimer, Alois 37, 39
Basale Stimulation 43, 64–71
Bedürfnisse 35f., 42f., 48, 58f., 60f.
– Spirituelle 48–56; 97
– Maslowsche Bedürfnispyramide 58–60, 142
Bibel 13, 100, 109, 112, 133
Demenz 32–47
–, Phasen der 38, 41
–, Erleben der 32f., 42–44
–, Sichtweisen der 44
Ethik 101, 112f.
–, Care Ethik 62–64
–, Deutscher Ethikrat 41
Feil, Naomi 53, 56–58, 99, 156
Gesellschaft 28–30, 164
Glauben 14, 19, 52, 59, 71, 111f., 115, 123–125, 128
–, Glaubensgemeinschaft 23, 51, 100, 110
–, Glaubensbekenntnis 109–111, 128, 136
Gottesdienst 20, 23f., 27, 48
Hospiz 17–20
–, Bewegung 16, 95
–, Haltung 10, 95
Kirche 23f., 51, 110, 114, 121
Kojer, Marina 20, 156
Krankheit 32, 37–44, 134f.
–, Zuschreibung 43
Kübler-Ross, Elisabeth 152
Kunst 26f., 146f.
Lebensqualität 16, 18, 21f., 66, 70, 163
Leibgedächtnis 43, 71
Liebe 35f., 60f., 101, 151
–, Nächstenliebe 113
Lieder 20, 26, 53, 85–90, 118f., 124–126, 146
Mäeutik 42
Maslow, Abraham H. 58–60, 142

Menschenbild 41, 44, 163
Moschee 23, 128f., 132, 137f.
Musik 84–92, 124f., 141, 146,
–, Musikgeragogik 91
–, Kirchenmusik 124, 141
Palliative Care 10, 17–19, 21f., 62, 137, 161
Palliative Geriatrie 20, 156
Pathologisierung 41
Patientenverfügung 101, 134
Poesie 88, 146f.
Quran 13, 127, 133
Religion 12, 13f., 27, 96ff., 140f.
Resonanz 10, 26, 145
Ritual 14, 21, 23, 44, 95f., 116, 141
Saunders, Cicely 10, 16–22, 77
Schmerz 18, 21f., 25, 30, 54, 59f., 75, 93f.
–, spiritueller 11, 21f., 23–26, 48
–, physischer (körperlicher) 21f.
–, sozialer 145
–, psychischer (seelischer) 22
–, kultureller 22
–, Trauerschmerz 153f.
Seelsorge 115, 122f.
Sölle, Dorothee 61, 71, 76, 125
Sorge 16, 18, 44, 62f.
–, Selbstsorge 62f., 77–81
–, Sorge-Ethik 62
–, Sorgekultur 62, 106, 163
–, spirituelle 16, 62–64, 140, 159
Spiritual Care 11f., 16–21, 22, 27–31, 46, 63, 68, 70, 95f., 101, 159–164
Spiritualität 9, 12–16, 19, 25ff., 46f., 68f., 74, 77–81, 97f., 150, 160–163
–, Wesen 7, 161
–, jüdische 98–109
–, christliche 109–126
–, muslimische 126–140
–, mystische 61
–, biografische, kulturelle und musische 140–149

—, soziale 145 f.
—, in den neuen Bundesländern 140—142
Spirituelle
— Begegnung 72—74
— Dimension 12, 19, 25, 27, 42 f., 52, 54, 60, 68, 75, 77, 142—148, 159
Sterben 93—96, 102 f., 134—137, 156 f.
Sterbebegleitung 93—96
Sterbehilfe 134
Symbole 20, 26, 42 f., 49, 52—55, 140—142, 147—149

Synagoge 23, 106
Team 19, 22, 130, 160 f.
Tod 93—96, 109, 126, 135—140, 142
—, Leben nach dem Tod 100, 111
Total Pain 21 f., 48, 75
Trauer 30, 60, 104 f., 114, 138 f., 144, 150—158
—, Trauerbegleitung 18, 158
Traumatisierung 109, 151
Validation 20, 53, 58, 156
Worden, William J. 152—154
Yoga 81—84

Dank

Viele Erfahrungen, die ich dem Zusammenleben mit Menschen mit Demenz verdanke, sind in diesem Buch verarbeitet. Allen voran meiner Schwiegermutter Helmy Plake, mit der wir seit mehr als zwei Jahren zusammenleben. Es geht ihr mit ihrer Demenz sehr gut! Und wir haben die Chance, in den alltäglichen Dingen zu lernen, was Selbstbestimmung, das Zulassen von Fürsorge und dadurch Lebensqualität für sie bedeuten.

Viele haben seit Jahren in Schulungen und privaten Gesprächen mit mir um das Verstehen von Demenz und Spiritualität gerungen. Das Buch entsteht mitten in einem Prozess, der in meine Dissertation eingebunden ist. Der Prozess ist nicht zu Ende, so wie Prozesse ja nie zu Ende sind. Das Denken und Erfahren wird weitergehen. Die Teilnehmer/innen meines Forschungsprojektes, die in sehr unterschiedlichen Positionen in vier Pflegeeinrichtungen arbeiten, haben mich durch ihre Logbucheintragungen und unsere Gespräche darüber an den intimen spirituellen Erfahrungen ihrer Praxis teilhaben lassen und mir überraschende und feinsinnige Erkenntnisse geschenkt. So danke ich besonders dem DRK Multikulturellen Seniorenzentrum „Haus am Sandberg", dem AWOcura Seniorenzentrum „Im Schlenk", beide in Duisburg mit der Duisburger Alzheimer Gesellschaft, sowie zwei Einrichtungen der Diakonie in Düsseldorf, dem Dorothee-Sölle-Haus und dem Ferdinand-Heye-Haus. Die Trainer/innen, die sich aus ihrer unterschiedlichen Berufsperspektive auf das vielfach noch unentdeckte Feld Spiritualität und Demenz eingelassen haben, danke ich für ihre Bereitschaft zu meiner beobachtenden Teilnahme, durch die ich von ihren Erkenntnissen profitieren konnte.

Mein Mann Rolf Plake ist am intensivsten mit mir im Gespräch und ihm verdanke ich viele Rückmeldungen und das gemeinsame Leben mit den Themen, die mir am Herzen liegen.

Konkret möchte ich meinen Freundinnen Elisabeth Pieper und Monika Benend danken, die weite Teile des Buches kritisch gelesen und kommentiert haben. Einige haben sich darauf eingelassen, Teile des Buches aus ihrer persönlichen Expertise heraus zu lesen und mich tiefer an ihrem religiösen und spirituellen Lebensgefühl teilhaben zu lassen: Katja Schütze, die mir half, den Entwurf zur jüdischen Spiritualität mit Dichte zu füllen, sowie Natalia Blum.

Michele Danninger und Nuran Meydan lasen aus ihrer muslimischen Perspektive, Beate Gaffga, Margret Altenkamp und Josef Pauen ließen mich in ihre katholische Frömmigkeit und Lebenserfahrung blicken. Matthias Sachse verdanke ich den Blick in das Erleben der Menschen, die in der DDR gelebt haben. Sie alle haben meinen Respekt geweckt davor, wie achtsam man von den Schuhen anderer schreiben muss, denn in ihnen laufen kann man nie.

Das Buch lebt auch von den Bildern, die ich machen durfte oder die mir zur Verfügung gestellt wurden. Vielen Dank an alle, die dieses Projekt unterstützt haben!

Der Bestseller zur Validation!

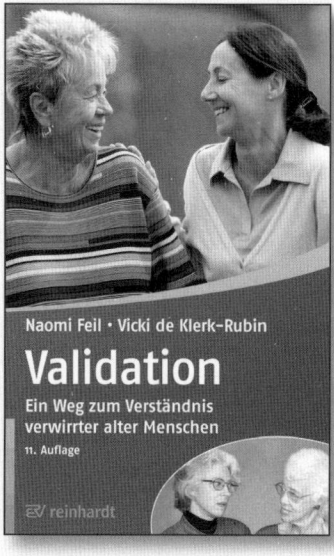

Naomi Feil / Vicki de Klerk-Rubin
Validation
Ein Weg zum Verständnis
verwirrter alter Menschen
(Reinhardts Gerontologische
Reihe; 16)
11., durchgesehene Auflage 2017.
167 Seiten. Innenteil zweifarbig.
(978-3-497-02391-2) kt

Naomi Feil hat für den Umgang mit desorientierten alten Menschen die Methode der Validation entwickelt. Validation akzeptiert den Menschen so, wie er ist. Die Gefühle und die innere Erlebniswelt des verwirrten Menschen werden respektiert.
Diese Menschen in ihrer eigenen Welt zu erreichen – das ist die Kunst der Validation. Das Buch ist ein unverzichtbarer Leitfaden für alle, die mit der Behandlung und Pflege desorientierter Menschen betraut sind.

reinhardt
www.reinhardt-verlag.de

Demenzkranke verstehen lernen

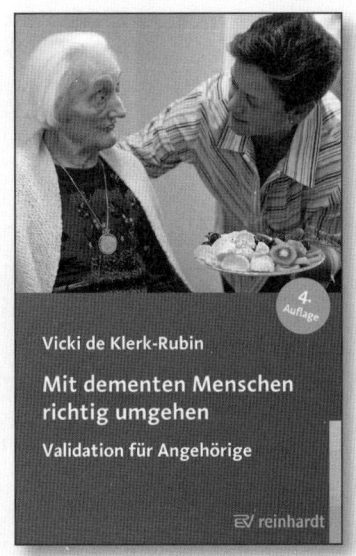

Vicki de Klerk-Rubin,
Mit dementen Menschen richtig umgehen
Validation für Angehörige
Aus dem Englischen übersetzt von Elisabeth Brock
(Reinhardts Gerontologische Reihe; 38)
4. Auflage 2014.
128 Seiten. 16 Abb.
(978-3-497-02498-8) kt

Wie lernt man die wunderliche Welt demenzkranker Menschen besser verstehen? Wie geht man mit schwierigen Verhaltensweisen in Alltagssituationen einfühlsam um? Hier hat sich die Methode der „Validation" bewährt: Sie zeigt, wie man auf verwirrte alte Menschen verständnisvoll eingeht. Pflegeprofis verwenden und schätzen sie seit langem.
Mit diesem Buch lernen Angehörige, Nachbarn und Freunde, die einen nahestehenden Menschen mit Demenz betreuen, die Methode kennen.

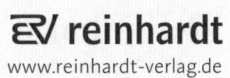
www.reinhardt-verlag.de

Den Alltag mit Validation meistern

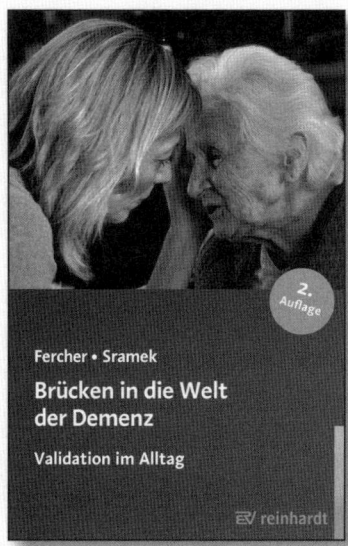

Petra Fercher / Gunvor Sramek
Brücken in die Welt der Demenz
Validation im Alltag
Mit einem Geleitwort
von Naomi Feil
(Reinhardts Gerontologische
Reihe; 52)
2., durchgesehene Auflage 2014.
172 Seiten.
(978-3-497-02467-4) kt

Wer beruflich oder privat Menschen mit Demenz betreut, kennt schwierige Alltagssituationen zuhauf. Die bewährte Methode der Validation hilft betreuenden Personen, die Würde der alten Menschen im alltäglichen Miteinander zu wahren und dabei selbst entspannter und gelassener zu sein.

Die Autorinnen vermitteln einfach und verständlich Grundwissen über die Prinzipien und Techniken der Validation. Sie weisen den Weg zu einer wertschätzenden Haltung und zeigen an zahlreichen Beispielen, wie und wann man welche Validationstechniken für einen freudvolleren Umgang miteinander nutzen kann. Eine besondere Rolle spielt dabei ein symbolhaftes Verständnis von skurril wirkenden Verhaltensweisen der alten Menschen mit Demenz, das sich oft aus deren Lebensgeschichte erschließen lässt.

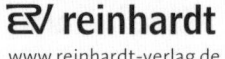

www.reinhardt-verlag.de